Intervenção neuropsicológica
pós-covid-19

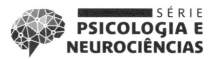

SÉRIE
PSICOLOGIA E NEUROCIÊNCIAS

EDITORES DA SÉRIE
Cristiana Castanho de Almeida Rocca
Telma Pantano
Antonio de Pádua Serafim

Intervenção neuropsicológica pós-covid-19

AUTORES
Beatriz Baldivia
Alessandra Mara Morita
Cristiane dos Santos Oliveira
Sheila Silva Souza
Mariana Medeiros Assed
Cristiana Castanho de Almeida Rocca
Antonio de Pádua Serafim

Copyright © Editora Manole Ltda., 2023, por meio de contrato com os editores e os autores.

A edição desta obra foi financiada com recursos da Editora Manole Ltda., um projeto de iniciativa da Fundação Faculdade de Medicina em conjunto e com a anuência da Faculdade de Medicina da Universidade de São Paulo – FMUSP.

Logotipos   *Copyright* © Faculdade de Medicina da Universidade de São Paulo
             Copyright © Hospital das Clínicas – FMUSP
             Copyright © Instituto de Psiquiatria

Produção editorial: Juliana Waku
Projeto gráfico e diagramação: Departamento Editorial da Editora Manole
Capa: Ricardo Yoshiaki Nitta Rodrigues
Ilustrações: Freepik, iStockphoto

CIP-BRASIL. CATALOGAÇÃO NA PUBLICAÇÃO
SINDICATO NACIONAL DOS EDITORES DE LIVROS, RJ

I48

Intervenção neuropsicológica pós-covid-19 / Beatriz Baldivia ... [et al.]. - 1. ed. - Santana de Parnaíba [SP] : Manole, 2023.
    : il. ; 23 cm.   (Psicologia e neurociências)

    Inclui bibliografia e índice
    ISBN: 978-65-5576-925-8

    1. Neuropsicologia - COVID-19, Pandemia, 2020. 2. Psicologia cognitiva. 3.Psicologia clínica. 4. Psicodiagnóstico. I. Baldivia, Beatriz. II. Série.

22-81493	CDD: 616.8914
	CDU: 615.89:362.19624144

Gabriela Faray Ferreira Lopes - Bibliotecária - CRB-7/6643

Todos os direitos reservados.
Nenhuma parte deste livro poderá ser reproduzida, por qualquer processo, sem a permissão expressa dos editores. É proibida a reprodução por fotocópia.
A Editora Manole é filiada à ABDR – Associação Brasileira de Direitos Reprográficos.

1ª edição – 2023

Editora Manole Ltda.
Alameda América, 876
Tamboré – Santana de Parnaíba – SP – Brasil
CEP: 06543-315
Fone: (11) 4196-6000
www.manole.com.br | https://atendimento.manole.com.br/

Impresso no Brasil
Printed in Brazil

EDITORES DA
SÉRIE *PSICOLOGIA E NEUROCIÊNCIAS*

Cristiana Castanho de Almeida Rocca

Psicóloga Supervisora do Serviço de Psicologia e Neuropsicologia, e em atuação no Hospital Dia Infantil do Instituto de Psiquiatria do Hospital das Clínicas da Faculdade de Medicina da Universidade de São Paulo (IPq-HCFMUSP). Mestre e Doutora em Ciências pela FMUSP. Professora Colaboradora na FMUSP e Professora nos cursos de Neuropsicologia do IPq-HCFMUSP.

Telma Pantano

Fonoaudióloga e Psicopedagoga do Serviço de Psiquiatria Infantil do Hospital das Clínicas da Faculdade de Medicina da Universidade de São Paulo (HCFMUSP). Vice-coordenadora do Hospital Dia Infantil do Instituto de Psiquiatria do HCFMUSP e especialista em Linguagem. Mestre e Doutora em Ciências e Pós-doutora em Psiquiatria pela FMUSP. Master em Neurociências pela Universidade de Barcelona, Espanha. Professora e Coordenadora dos cursos de Neurociências e Neuroeducação pelo Centro de Estudos em Fonoaudiologia Clínica.

Antonio de Pádua Serafim

Professor do Departamento de Psicologia da Aprendizagem, do Desenvolvimento e da Personalidade e Professor do Programa de Neurociências e Comportamento no Instituto de Psicologia da Universidade de São Paulo (IP-USP). Diretor Técnico de Saúde do Serviço de Psicologia e Neuropsicologia c do Núcleo Forense do Instituto de Psiquiatria do Hospital das Clínicas da Faculdade de Medicina da Universidade de São Paulo (IPq-HCFMUSP) entre 2014 e 2022.

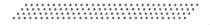

AUTORES

Beatriz Baldivia
Graduada em Psicologia pela Universidade Estadual Paulista (UNESP). Mestre em Ciências pela Universidade Federal de São Paulo (UNIFESP). Especialista em Neuropsicologia pelo Conselho Federal de Psicologia, em Intervenção e Reabilitação Neuropsicológica pelo CEPSIC-HCFMUSP e em Terapia Cognitiva pelo CTC-VEDA. Vice-presidente da Associação Brasileira de Lesão Encefálica Adquirida (ABRALEA).

Alessandra Mara Morita
Graduada em Psicologia pela Universidade Paulista (UNIP). Especialista em Neuropsicologia pela Escola de Educação Permanente do Hospital das Clínicas da Faculdade de Medicina da Universidade de São Paulo (HCFMUSP). Colabora no Serviço de Psicologia e Neuropsicologia do IPq-HCFMUSP.

Cristiane dos Santos Oliveira
Pedagoga pela Universidade Paulista (UNIP). Psicóloga pela Universidade Paulista (UNIP). Especialista em Neuropsicologia pela Escola de Educação Permanente do Hospital das Clínicas da Faculdade de Medicina da Universidade de São Paulo (HCFMUSP).

Sheila Silva Souza
Graduada em Psicologia pela Universidade Paulista (UNIP). Especialista em Neuropsicologia pela Escola de Educação Permanente do Hospital das Clínicas da Faculdade de Medicina da Universidade de São Paulo (HCFMUSP).

Mariana Medeiros Assed

Mestre em Neurociências e Comportamento pelo Instituto de Psicologia da Universidade de São Paulo (IP-USP). Neuropsicóloga pelo Instituto de Psiquiatria do Hospital das Clínicas da Faculdade de Medicina da USP (IPq-HCFMUSP). Colaboradora no Serviço de Psicologia e Neuropsicologia do HCFMUSP. Sócia Fundadora da NeurAcademy – Performance cerebral. Mestre nos Cursos de Graduação e Pós da USJT e São Camilo.

Cristiana Castanho de Almeida Rocca

Psicóloga Supervisora do Serviço de Psicologia e Neuropsicologia, e em atuação no Hospital Dia Infantil do Instituto de Psiquiatria do Hospital das Clínicas da Faculdade de Medicina da Universidade de São Paulo (IPq-HCFMUSP). Mestre e Doutora em Ciências pela FMUSP. Professora Colaboradora na FMUSP e Professora nos cursos de Neuropsicologia do IPq-HCFMUSP.

Antonio de Pádua Serafim

Professor do Departamento de Psicologia da Aprendizagem, do Desenvolvimento e da Personalidade e Professor do Programa de Neurociências e Comportamento no Instituto de Psicologia da Universidade de São Paulo (IP-USP). Diretor Técnico de Saúde do Serviço de Psicologia e Neuropsicologia e do Núcleo Forense do Instituto de Psiquiatria do Hospital das Clínicas da Faculdade de Medicina da Universidade de São Paulo (IPq-HCFMUSP) entre 2014 e 2022.

SUMÁRIO

Apresentação..XI

1. Informações gerais para os profissionais....................................... 1
2. Impacto da covid-19 na saúde mental... 3
   Perfil cognitivo em pacientes acometidos pela covid-19................. 7
3. Intervenção neuropsicológica... 11
   Evidências da eficácia em pacientes pós-covid-19....................... 11
   Raciocínio clínico em intervenção neuropsicológica.................... 13
   Tabelas de hipóteses explicativas... 15
4. Estratégias compensatórias na intervenção neuropsicológica......... 32
5. Medidas de avaliação da intervenção neuropsicológica................. 34
6. Estrutura do programa de intervenção neuropsicológica
   para pacientes pós-covid-19.. 36
   Orientações gerais... 36

SESSÕES
Sessão 1	Impacto da covid-19 na cognição e na emoção	38
Sessão 2	Experiência pós-covid-19	42
Sessão 3	Emoção e cognição	45
Sessão 4	Seis estratégias cognitivas para lidar com as dificuldades decorrentes da covid-19	48
Sessão 5	Psicoeducação sobre atenção	54
Sessão 6	Fadiga	58
Sessão 7	Psicoeducação sobre sistemas de memória	61
Sessão 8	Estratégias compensatórias para dificuldades de memória	64
Sessão 9	Psicoeducação sobre funções executivas	72

Sessão 10	Estratégias compensatórias para planejamento e organização	75
Sessão 11	Recapitulação e avaliação do programa	79

ANEXOS

Anexo 1	*Checklist* de atividades	82
Anexo 2	*Checklist* de atividades organizadas por prioridade	83
Anexo 3	Como programar o alarme no celular	83
Anexo 4	Roteiro para realizar as tarefas passo a passo	84
Anexo 5	Relaxamento	85
Anexo 6	Fadigômetro	85
Anexo 7	Como realizar uma consulta ou busca no Google®	86
Anexo 8	Como criar um grupo no Whatsapp® para ajudar a lembrar das coisas	87
Anexo 9	Prever, planejar e agir	90
Anexo 10	Semanário	91
Anexo 11	Agenda semanal	92
Anexo 12	Texto com instruções para mudança de compromisso	93
Anexo 13	Escala visual para medir o incômodo decorrente das dificuldades cognitivas	93
Anexo 14	Qualidade de vida pós-covid-19 (COV19-Qol)	94
Anexo 15	Escala de satisfação com intervenção neuropsicológica pós-covid-19	96

Referências bibliográficas	97
Índice remissivo	103
Slides	105

APRESENTAÇÃO

O processo do ciclo vital humano se caracteriza por um período significativo de aquisições e desenvolvimento de habilidades e competências, com maior destaque para a fase da infância e adolescência. Na fase adulta, a aquisição de habilidades continua, mas em menor intensidade, figurando mais a manutenção daquilo que foi aprendido. Em um terceiro estágio, vem o cenário do envelhecimento, que é marcado, principalmente, pelo declínio de várias habilidades. Este breve relato das etapas do ciclo vital de maneira geral, contempla o que se define como um processo do desenvolvimento humano normal, ou seja, adquirimos capacidades, mantemos por um tempo e declinamos em outro.

No entanto, quando nos voltamos ao contexto dos transtornos mentais, é preciso considerar que tanto os sintomas como as dificuldades cognitivas, configuram-se por impactos significativos na vida prática da pessoa portadora de um determinado quadro, bem como de sua família. Dados da Organização Mundial da Saúde (OMS) destacam que a maioria dos programas de desenvolvimento e da luta contra a pobreza não atinge as pessoas com transtornos mentais. Por exemplo, de 75 a 85% dessa população não tem acesso a qualquer forma de tratamento da saúde mental. Deficiências mentais e psicológicas estão associadas a taxas de desemprego elevadas a patamares de 90%. Além disso, essas pessoas não têm acesso a oportunidades educacionais e profissionais para atender ao seu pleno potencial.

Os transtornos mentais representam uma das principais causas de incapacidade no mundo. Três das dez principais causas de incapacidade em pessoas entre as idades de 15 e 44 anos são decorrentes de transtornos mentais, e as outras causas são muitas vezes associadas com estes transtornos. Estudos tanto prospectivos quanto retrospectivos enfatizam que de maneira geral os transtornos mentais começam na infância e adolescência e se estendem à idade adulta.

Tem-se ainda que os problemas relativos à saúde mental são responsáveis por uma grande quantidade de mortalidade e incapacidade, tendo participação em cerca de 8,8 a 16,6% do total da carga de doença devido às condições de saúde em países de baixa e média renda, respectivamente. Poderíamos citar como exemplo a ocorrência da depressão, com projeções de ocupar a segunda maior causa de incidência de doenças em países de renda média e a terceira maior em países de baixa renda até 2030, segundo a OMS.

Entre os problemas prioritários de saúde mental, além da depressão estão a psicose, o suicídio, a epilepsia, a demência, os problemas devido ao uso de álcool e drogas e os transtornos mentais na infância e adolescência. Nos casos de crianças com quadros psiquiátricos, estas tendem a enfrentar dificuldades importantes no ambiente familiar e escolar, além de problemas psicossociais, o que por vezes se estende à vida adulta.

Considerando tanto os declínios próprios do desenvolvimento normal quanto os prejuízos decorrentes dos transtornos mentais, torna-se necessária a criação de programas de intervenções que possam minimizar o impacto dessas condições. No escopo das ações, estas devem contemplar programas voltados para os treinos cognitivos, habilidades socioemocionais e comportamentais.

Com base nesta argumentação, o Serviço de Psicologia e Neuropsicologia do Instituto de Psiquiatria do Hospital das Clínicas da Universidade de São Paulo, em parceria com a Editora Manole, apresentam a série *Psicologia e Neurociências*, tendo como população-alvo crianças, adolescentes, adultos e idosos.

O objetivo desta série é apresentar um conjunto de ações interventivas voltadas inclusive para pessoas portadoras de quadros neuropsiquiátricos com ênfase nas áreas da cognição, socioemocional e comportalmental, além de orientações a pais e professores.

O desenvolvimento dos manuais foi pautado na prática clínica em instituição de atenção a portadores de transtornos mentais por equipe multidisciplinar. O eixo temporal das sessões foi estruturado para 12 encontros, os quais poderão ser estendidos de acordo com a necessidade e a identificação do profissional que conduzirá o trabalho.

Destaca-se que a efetividade do trabalho de cada manual está diretamente associado com a capacidade de manejo e conhecimento teórico do profissional em relação à temática a qual o manual se aplica. O objetivo não representa a ideia de remissão total das dificuldades, mas sim, da possibilidade de que o paciente e seu familiar reconheçam as dificuldades peculiares de cada quadro e possam desenvolver estratégias para uma melhor adequação à sua realidade. Além disso, ressaltamos que os diferentes manuais podem ser utilizados em combinação.

Apresentação do tema

As pandemias são eventos biológicos pouco frequentes na história, entretanto, sua ocorrência cursa com uma variedade de impactos. Neste recorte histórico podemos destacar a peste bubônica (1347-1351) na Europa, a cólera (1817-1823), a gripe espanhola – H1N1 (1918-1919), a gripe de Hong Kong – H3N2 (1968-1970); HIV/aids (1981 até o momento), a síndrome respiratória aguda grave (SARS, 2002), a gripe H1N1 (2009-2010), o vírus ebola (2014-16) e atualmente a covid-19.

Notificada inicialmente na China, atingindo 114 países em três meses e contaminando mais de 118.000 pessoas, a Organização Mundial da Saúde, em 11 de março de 2020 decreta a pandemia da covid-19, deflagrando uma crise mundial em contextos da saúde (física e mental), social e econômica e impondo programas emergenciais de enfrentamento à maioria das nações.

A literatura tem referenciado há algum tempo o impacto global relacionado aos transtornos mentais. Por exemplo, em 2000 foi notificado que os problemas de saúde mental estavam entre os que mais contribuem para o aumento de incapacidades em todo o mundo, sendo mais acentuado, principalmente, em países de baixa renda. Nesse contexto, os estudos destacam que cinco das 10 principais causas de deficiência em todo o mundo são decorrentes de problemas de saúde mental. Numericamente, a cada 10 pessoas com incapacidades, ao menos três são portadoras de transtornos mentais e situam-se na faixa etária entre de 15 e 44 anos.

Além disso, pessoas portadoras de transtornos neuropsiquiátricos apresentam problemas adaptativos decorrentes tanto de alterações neurológicas quanto emocionais, cognitivas e comportamentais. No que tange aos prejuízos cognitivos, os principais domínios afetados englobam a qualidade da atenção, da memória, do planejamento, do julgamento (crítica e *insight*) e da tomada de decisão.

Neste sentido a literatura ressalta, por exemplo, que o uso competente de processos cognitivos e emocionais que tornam as pessoas aptas a atender diferentes tipos de demandas sociais são essenciais para viver em um contexto civilizado no escopo da capacidade de tomada de decisão. Ao passo que prejuízos cognitivos impactam nas oportunidades educacionais e profissionais, dificultando atingir o pleno potencial dessas pessoas. Adiciona-se a esta realidade as pessoas classificadas como portadoras da síndrome pós-covid-19 longa, que atinge em torno de 20% das pessoas infectadas apresentando fadiga, dispneia, dores articulares, entre outros sintomas, inclusive dificuldade de concentração e memória, ansiedade e depressão.

Logo, faz-se necessário o desenvolvimento de programas de intervenções que possam minimizar ou até eliminar estes sintomas. Neste escopo se insere a reabilitação neuropsicológica que, com base na literatura científica, parte do princípio de que o cérebro é capaz de recuperar suas funções por meio da plasticidade. Este processo envolve tanto a habilidade do cérebro de recuperar uma função por meio da reorganização das células neurais quanto o grau de recuperação possível de uma função por meio do emprego de estratégias alternativas, como propõe este manual.

Os Editores

CONTEÚDO COMPLEMENTAR

Os *slides* coloridos (pranchas) em formato PDF para uso nas sessões de atendimento estão disponíveis em uma plataforma digital exclusiva (https://conteudo-manole.com.br/cadastro/intervencao-neuropsicologica-pos-covid-19).

Utilize o *QR code* abaixo, digite o *voucher* **poscovid19** e cadastre seu *login* (*e-mail*) e senha para ingressar no ambiente virtual.

O prazo para acesso a esse material limita-se à vigência desta edição.

Durante o processo de edição desta obra, foram tomados todos os cuidados para assegurar a publicação de informações técnicas, precisas e atualizadas conforme lei, normas e regras de órgãos de classe aplicáveis à matéria, incluindo códigos de ética, bem como sobre práticas geralmente aceitas pela comunidade acadêmica e/ou técnica, segundo a experiência do autor da obra, pesquisa científica e dados existentes até a data da publicação. As linhas de pesquisa ou de argumentação do autor, assim como suas opiniões, não são necessariamente as da Editora, de modo que esta não pode ser responsabilizada por quaisquer erros ou omissões desta obra que sirvam de apoio à prática profissional do leitor.

Do mesmo modo, foram empregados todos os esforços para garantir a proteção dos direitos de autor envolvidos na obra, inclusive quanto às obras de terceiros e imagens e ilustrações aqui reproduzidas. Caso algum autor se sinta prejudicado, favor entrar em contato com a Editora.

Finalmente, cabe orientar o leitor que a citação de passagens da obra com o objetivo de debate ou exemplificação ou ainda a reprodução de pequenos trechos da obra para uso privado, sem intuito comercial e desde que não prejudique a normal exploração da obra, são, por um lado, permitidas pela Lei de Direitos Autorais, art. 46, incisos II e III. Por outro, a mesma Lei de Direitos Autorais, no art. 29, incisos I, VI e VII, proíbe a reprodução parcial ou integral desta obra, sem prévia autorização, para uso coletivo, bem como o compartilhamento indiscriminado de cópias não autorizadas, inclusive em grupos de grande audiência em redes sociais e aplicativos de mensagens instantâneas. Essa prática prejudica a normal exploração da obra pelo seu autor, ameaçando a edição técnica e universitária de livros científicos e didáticos e a produção de novas obras de qualquer autor.

1. INFORMAÇÕES GERAIS PARA OS PROFISSIONAIS

Este manual foi desenvolvido a partir da premissa da intervenção neuropsicológica para dificuldades comportamentais, as quais podem ser desencadeadas pela ação de um ou de vários fatores cognitivos, emocionais e psicossociais que determinam o que a pessoa faz e como ela faz. A confecção desta intervenção é parte integrante dos programas de reabilitação coordenados pelo Serviço de Psicologia e Neuropsicologia do Instituto de Psiquiatria do Hospital das Clínicas da Faculdade de Medicina da Universidade de São Paulo (IPq-HCFMUSP).

Compreender o fenômeno é fundamental para que as intervenções sejam efetivas; sem isso, as estratégias cognitivas, comportamentais e emocionais podem ser utilizadas de modo inespecífico e prejudicar o alcance dos resultados esperados. Assim, o levantamento de hipóteses que possam explicar a origem do problema é uma etapa precedente à escolha e utilização de uma estratégia compensatória.

O Capítulo 2 discute os aspectos conceituais sobre o impacto da covid-19 na saúde mental e, considerando o que a literatura científica vem mostrando sobre problemas cognitivos e emocionais no período pós-covid-19, elencamos as principais dificuldades, aventamos hipóteses explicativas e propusemos estratégias correspondentes. Esse conteúdo está apresentado em tabelas que se encontram no capítulo "Intervenção neuropsicológica".

O capítulo seguinte apresenta a estrutura de intervenção neuropsicológica para pacientes pós-covid-19, que está formatada em onze sessões, sendo que cada uma contém um texto teórico e exemplos do cotidiano que devem ser utilizados pelo profissional como um auxílio para o desafio que é transformar aspectos teóricos em conteúdos práticos; assim como *slides* norteadores e outros materiais que têm por finalidade funcionarem como recursos didáticos e práticos.

Os participantes são incentivados a relatar a experiência subjetiva do adoecimento, compartilhar estratégias de enfrentamento e ações pró-resiliência. Em seguida, são apresentadas estratégias universais que podem ser usadas para lidar com diferentes causas de dificuldades.

Cada sessão se inicia retomando a anterior, dessa forma, parte do conteúdo é repetido de forma concisa. A repetição é uma estratégia fundamental para a consolidação do conhecimento, para a aprendizagem e implementação das estratégias práticas. Está alinhada com a ideia de que a psicoeducação é um processo contínuo e proposto por fases: compreensão e conhecimento do que acontece consigo, acomodação emocional e preparação para a mudança, no caso, para o uso de estratégias.

É importante ressaltar que este manual é apenas um norteador da prática dos profissionais que ficam livres para organizar as sessões de acordo com a necessidade dos seus participantes.

Esperamos auxiliar na disseminação do conhecimento da informação sobre as consequências pós-covid-19, evento de extremo impacto para a população mundial. Desejamos também instrumentalizar profissionais para a prática de intervenções neuropsicológicas cujos resultados sejam melhoras visíveis (sentidas ou observadas) na vida dos indivíduos.

2. IMPACTO DA COVID-19 NA SAÚDE MENTAL

O coronavírus é uma ampla classe de vírus composta por vários subtipos, que em sua maioria, causam infecções leves do trato respiratório superior, mas também podem ser detectadas no cérebro de pessoas com crises epilépticas, encefalite e encefalomielite[1]. Novas cepas do coronavírus causaram a síndrome respiratória aguda grave (SRAG), em 2002, e a síndrome respiratória do Oriente Médio (MERS), surgida em 2012[2]. Em dezembro de 2019, a Organização Mundial da Saúde (OMS)[3] tomou conhecimento de inúmeros casos de pneumonia atípica que foram posteriormente identificados como decorrentes do tipo de coronavírus SARS-CoV-2 que causava síndrome respiratória aguda grave, conhecida atualmente como covid-19.

A exposição a uma pandemia por si só é um período traumatizante para todos. Medo de adoecer, medo da morte e incerteza sobre o futuro são importantes estressores psicológicos, que são potencializados ainda pelo isolamento social, pelas mudanças nas estruturas educacionais e nos ambientes de trabalho. Os meios de comunicação atualizaram constantemente as informações sobre o rápido aumento de casos que levaram à internação hospitalar – mantidos em enfermaria de isolamento ou que necessitaram de suporte de oxigênio e vagas em unidades de terapia intensiva (UTI). A mídia em massa também divulgou dados sobre a mortalidade associada à covid-19 e sobre o destino dos cadáveres (embalagem/cemitérios cheios/crematório)[4]. Todas essas notícias geraram grande medo, ansiedade, incerteza e inquietação no público em geral[5].

O distanciamento físico necessário para reduzir a transmissão da covid-19 prejudicou e desintegrou redes de apoio social, colocou em risco a saúde mental das pessoas em quarentena. O isolamento social foi intensificado pelo distanciamento físico e desencadeou ansiedade, depressão e ideação suicida[6]. Desde o início da pandemia, há relato de casos de suicídio decorrentes do medo de contrair ou espalhar covid-19[7]. A ansiedade foi decorrente tanto da percepção de que há poucos recursos disponíveis para manter a pandemia sob controle, quanto da imprevisibilidade relacionada à duração do problema[8].

Muitas pessoas que já eram portadoras de transtornos mentais apresentaram piora ou recaída do seu quadro clínico[9] e parte delas tiveram seu tratamento profissional descontinuado em função das restrições relacionadas à covid-19. Todavia, mesmo as pessoas infectadas sem antecedentes psiquiátricos também sofreram impactos na sua saúde mental[10].

Casos de internação hospitalar por covid-19 resultaram em elevadas taxas de ansiedade e depressão nos pacientes hospitalizados em unidades de isolamento (34% e 28% dos casos, respectivamente)[11]. Esses sintomas podem permanecer após uma semana de hospitalização[12], sendo que mesmo os pacientes clinicamente estáveis também se tornam propensos a desenvolver graves sintomas de estresse pós-traumático antes da alta[13] e em até 30% dos casos persistem os sintomas por meses depois do contágio[14,15].

Um estudo conduzido com 54 instituições americanas avaliou a incidência de doenças psiquiátricas em uma amostra de 62.354 casos de sobreviventes de covid-19[10]. Os resultados mostraram que após noventa dias do diagnóstico, a estimativa da incidência de um quadro psiquiátrico pode chegar até 18,1%, sendo que o risco do diagnóstico de uma nova doença psiquiátrica pode acontecer em até 5,8%. Entre eles, os principais diagnósticos englobam os transtornos de ansiedade (4,7%), humor (2%) e insônia (1,9%). A estimativa do desenvolvimento de um quadro demencial foi de 1,9%, sendo que nos pacientes com idade superior a 65 anos esse percentual chegou a 1,6. Todas as taxas encontradas foram significativamente superiores aos valores encontrados em estudos de coorte realizados com outros tipos de infecção do trato respiratório, reforçando o impacto nocivo que a covid-19 tem na saúde mental.

Todo esse cenário ressalta a importância de ajustar os procedimentos de saúde usuais ao período da pandemia e na pós-pandemia, incluindo o monitoramento do agravamento da saúde orgânica e dos transtornos mentais preexistentes, uma vez que os pacientes podem apresentar estados emocionais instáveis[16]. As consequências negativas da covid-19 na saúde mental afetam tanto as pessoas que foram infectadas como também seus familiares, profissionais de saúde e o público em geral[17]. Assim, ressalta-se a importância de incluir e oferecer tratamento de saúde mental[18].

As consequências da covid-19 podem afetar diversos sistemas do organismo, incluindo o sistema nervoso. As manifestações neurológicas são subdivididas em alterações no sistema nervoso periférico (lesão do músculo esquelético, hiposmia e hipogeusia) e no sistema nervoso central (dor de cabeça, tontura, alteração sensorial, AVC, epilepsia e encefalite)[17-19].

Assim como ocorre nos transtornos psiquiátricos, a literatura atual aponta que as manifestações e os problemas neurológicos associados à covid-19 podem ocorrer desde o início dos sintomas[20]. Em um estudo conduzido no Reino Unido durante a fase exponencial da pandemia, 31% dos pacientes da amostra apresentaram algum sintoma cognitivo ou neuropsiquiátrico[21]. Outro estudo analisou 214 pacientes internados com covid-19 e observou que 36,4% da amostra apresentava algum tipo de sintoma neurológico. Os sintomas foram mais comuns nos casos que apresentaram infecção grave (de acordo com o status respiratório) e incluíam eventos cerebrovasculares agudos, alteração no nível de consciência e problema muscular[22]. Outros estudos apontaram que os problemas neurológicos mais observados em pacientes internados com covid-19 foram: dor de cabeça (8-42%), mialgia ou fadiga (11-44%), anorexia (40%), tontura (12%), anosmia (5%) e ageusia (5%)[23,24].

Os mecanismos fisiopatológicos relacionados às alterações neurológicas e psiquiátricas pós-covid-19 não são totalmente compreendidos. Parte do entendimento atual decorre do conhecimento adquirido em infecções prévias por coronavírus. Nessas infecções, quatro mecanismos neurotóxicos foram identificados:

- Neurotropismo e a habilidade de adentrar nos neurônios e nas células gliais, gerando prejuízo e disfunção neuronal. O vírus pode atingir o sistema nervoso central indiretamente através da barreira hematoencefálica e/ou diretamente pela transmissão axonial dos neurônios olfatórios.
- Acometimento de vasos sanguíneos cerebrais e coagulopatias, gerando acidente vascular cerebral isquêmico ou hemorrágico.
- Consequências negativas secundárias à excessiva resposta inflamatória sistêmica, à "tempestade" de citocina e a alterações de órgãos periféricos que afetam o cérebro.
- Isquemia global secundária à insuficiência respiratória, ao tratamento com respirador e à síndrome do desconforto respiratório agudo[25].

Dessa forma, os sintomas neurológicos e os prejuízos cognitivos parecem decorrer de uma associação entre a ação direta do vírus sobre as estruturas corticais e subcorticais, lesões que envolveram outros órgãos do corpo, o trauma psicológico e a piora de dificuldades cognitivas preexistentes[26].

A situação da pandemia de covid-19 é bastante dinâmica e novos estudos são publicados a cada dia, porém, ainda há bastante incerteza e faltam dados robustos sobre o impacto cognitivo da covid-19. Até o momento, sabemos que as manifestações neurológicas são mais comuns em idosos e pacientes com infecção grave, o que potencialmente aumenta o risco de mortalidade pela covid-19. A presença de comorbidades foi considerada um risco para o agravamento dos comprometimentos neurológicos. Maior dificuldade para recuperação clínica e a existência de doenças neurodegenerativas ou doenças neurológicas mediadas por inflamação também aumentam o risco de manifestação neurológica[27].

A presença de sintomas psiquiátricos, neuropsiquiátricos e neurológicos impactam de forma negativa a funcionalidade, ocasionando uma redução das atividades cotidianas, além de prejudicar a qualidade de vida dos pacientes[28]. Em decorrência desses fatores surge a necessidade de desenvolver estratégias clínicas voltadas não apenas para o diagnóstico e tratamento médico, mas também para o delineamento de intervenções não medicamentosas que possam promover uma melhora dessa funcionalidade, que ficou prejudicada pela diversidade de acometimentos físicos e psicológicos[29].

Em janeiro de 2021, a OMS lançou uma atualização das diretrizes sobre o manejo clínico pós-covid-19 e destacou a importância de oferecer suporte psicossocial básico para todos os pacientes. Entre os cuidados, está a importância de perguntar às pessoas sobre suas necessidades e preocupações sobre diagnóstico, prognóstico e preocupações sobre a família, trabalho e aspectos sociais. É essencial ouvir cuidadosamente, tentando entender o que é o mais importante para a pessoa naquele momento e ajudá-la a entender quais são suas prioridades e quais são os recursos disponíveis naquele momento. Outro cuidado necessário é oferecer informações em uma linguagem fácil, acessível e sem utilizar termos técnicos, uma vez que a falta de informação pode ser uma fonte de estresse. Todos esses cuidados devem continuar após a alta hospitalar e podem ser oferecidos por teleatendimento, estendendo-se também a orientações aos familiares.

A telerreabilitação tem sido bastante requisitada no contexto atual da covid-19[30], e apresenta-se progressivamente compreendida como uma mudança no paradigma de serviços de saúde oferecidos[31]. Chegará o momento em que moradores de distantes regiões sem acesso aos tratamentos especializados poderão ser beneficiados por programas de reabilitação neuropsicológica oferecidos por telerreabilitação.

Perfil cognitivo em pacientes acometidos pela covid-19

Uma revisão sistemática sobre avaliação cognitiva em pacientes com SARS-CoV e MERS-CoV mostrou que, durante a fase aguda, aproximadamente um terço apresentava problemas de memória, concentração e atenção[15]. Outra publicação (uma carta ao editor publicada na *The New England Journal of Medicine*) apontou que no momento da alta, 33% evidenciavam sintomas disexecutivos marcados por desatenção, desorientação e uma pobre organização dos movimentos em resposta aos comandos dados[28].

Há evidências de que as alterações cognitivas e relacionadas ao estresse ocorrem no primeiro mês de alta[32,33]. O prejuízo na qualidade de vida ainda está presente após 3 meses[34] e após 6 meses, problemas como dor, desconforto, ansiedade, fadiga, fraqueza muscular, problemas no sono e depressão continuam ocorrendo[23]. Os prejuízos cognitivos mais proeminentes têm sido observados nos pacientes que ficaram hospitalizados; contudo, os estudos têm mostrado que os sintomas tardios também podem ocorrer após casos leves[35,36].

Estudos sobre prejuízos cognitivos pós-covid-19 têm utilizado medidas de autorrelato para identificar problemas cognitivos[37-39], ao passo que outros têm usado medidas objetivas como testes[40,41] e escalas[42].

Estudo brasileiro realizado por equipe de médicos e neuropsicólogos do Hospital das Cínicas da Faculdade de Medicina da Universidade de São Paulo (HCFMUSP) avaliaram 425 adultos após a alta hospitalar no período de 6 a 9 meses, utilizando entrevista psiquiátrica estruturada, escalas de comportamento e uma bateria cognitiva de rastreio. Quadros de depressão, ansiedade generalizada e estresse pós-traumático foram identificados respectivamente em 8%, 15,5% e 13,6% da amostra. Já o declínio da memória foi observado em 51,1% dos pacientes[43].

Um estudo americano solicitou que os participantes da página do Facebook Survivor Corps, um movimento criado para estreitar laços entre a comunidade médica, científica e acadêmica com os sobreviventes de covid-19, gerando informação e apoio, respondessem sobre os principais sintomas apresentados por eles. Aproximadamente 1.500 pessoas participaram da pesquisa e mais de 50% delas relataram a dificuldade de concentração como um dos quatro piores sintomas pós-covid-19[39]. Hampshire et al.[36] analisaram o desempenho de 84.285 indivíduos na versão *online* do teste de inteligência *Great British Intelligence Test*. Os participantes eram pessoas com casos confirmados ou com suspeita de covid-19. Os resultados mostraram que, em relação ao grupo com suspeita de covid-19, os indivíduos que foram infectados apresentaram prejuízos atencionais, na memória e nas funções executivas. Essas dificuldades ocorreram mesmo quando variáveis como idade, sexo, nível educacional e co-morbidades prévias foram controladas[36].

Daroische et al.[25] revisaram os achados de doze artigos que avaliaram os prejuízos cognitivos (desempenho igual ou abaixo da nota de corte em ao menos um instrumento ou teste neuropsicológico) decorrentes da covid-19. Os estudos foram conduzidos de maneiras distintas, isto é, diferiram no momento da avaliação dos pacientes (fase aguda ou após alguns meses da infecção) e na maneira que a testagem foi realizada (por telefone, chamada de vídeo ou pelo uso de *tablet*), dificultando a análise conjunta dos resultados. Mesmo assim, os achados apontaram que os pacientes pós-covid apresentavam níveis variados de prejuízos cognitivos. Atenção e funções executivas parecem ser as funções mais suscetíveis aos prejuízos, ao passo que os achados sobre memória e linguagem seriam menos confiáveis.

O processo para realização de uma avaliação neuropsicológica deve ser amplo, além de integrativo e fundamentado por estratégias, atendendo as condições da pessoa a ser avaliada. Os resultados das entrevistas e dos testes deverão ser analisados e interpretados dentro de uma compreensão que considere a estrutura biopsicossocial. Dessa forma, o uso de estratégias de uma avaliação neuropsicológica não deve ser entendido como um protocolo fixo, mas sim, este será pensado de acordo com a população e finalidade, seja esta para auxílio diagnóstico, monitoramento ou inserção em programa de intervenção, por exemplo[44].

Considerando estes preceitos, é traduzida em objetivo dessa avaliação a condução de uma investigação detalhada quanto a presença de disfunções psicológicas, as quais podem ser de ordem cognitiva, emocional e comportamental, decorrente de lesões cerebrais por trauma físico ou intoxicações, doenças degenerativas ou ligadas a quadros psiquiátricos e doenças que tenham a disfunção neurológica como base, incluindo neste rol as sequelas pós-covid-19[44].

Os profissionais de saúde que não sejam psicólogos e estejam restritos ao uso dos testes da psicologia e que pretendem aplicar este manual podem conduzir suas avaliações de acordo com seus recursos e instrumentos permitidos para sua prática clínica. Serão apresentados os aspectos a serem observados durante uma avaliação cognitiva:

- Duração da sessão: deve ser planejada considerando a condição clínica do paciente, ou seja, quanto tempo o avaliando consegue manter a atenção durante a sessão, sem entrar em fadiga mental.
- Uso de medidas de avaliação diversificadas: recomenda-se aprofundar a avaliação por meio de testes que qualifiquem com a maior precisão possível as habilidades cognitivas residuais do paciente e por meio do uso de escalas para detecção e quantificação de potenciais comprometimentos afetivos.
- Uso de protocolo específico e padronizado: sugere-se a utilização além de testes para medidas cognitivas, escalas de rastreio padronizadas para a identificação de ansiedade, depressão, transtornos do sono, transtorno do estresse pós-traumático, disautonomia e fadiga[45,46].
- Uso de instrumentos referenciados na literatura: existem diversas medidas objetivas para avaliação neuropsicológica, porém, algumas delas têm sido utilizadas na investigação de alterações pós-covid-19[41,47-54]. É importante que o profissional que conduz uma avaliação neuropsicológica faça uso de instrumentos que sejam validados e padronizados no Brasil, consultando o *site* do Conselho Regional de Psicologia. Para avaliações com a finalidade de pesquisa, referenciadas em comitês de ética, instrumentos de uso na literatura são permitidos, mas há cuidados específicos a serem considerados quanto a característica do instrumento.
- Conexão entre resultados da avaliação e criação de plano de tratamento: os resultados da avaliação neuropsicológica possibilitam a criação de um perfil cognitivo que destaca as forças cognitivas, as habilidades residuais e as dificuldades cognitivas atuais. Os resultados da avaliação proveem informações relevantes para o delineamento da intervenção e nesse sentido, o neuropsicólogo é chamado a contribuir com o plano terapêutico do paciente[55].

A maneira como as pessoas interpretam o estresse é um ponto central nas intervenções: indivíduos que avaliam o estresse como algo desafiador e que possibilita o alcance de metas lidam de forma melhor do que aqueles que percebem ou vivenciam o estresse como uma barreira para o sucesso[56]. Do mesmo modo, hipotetiza-se que grupos de pessoas que veem a pandemia como uma falta de perspectiva e permeada por incertezas tendem a experimentar sensações desconfortáveis, de angústia e ansiedade, além de um possível sentimento de desamparo[57].

A visão que o indivíduo tem sobre o estresse desempenha um papel importante na sua capacidade de enfrentá-lo e nas consequências associadas a ele[56]. Dessa forma, é muito importante auxiliar as pessoas a mudarem a interpretação sobre o estresse e desenvolverem habilidades para lidar com ele.

As dificuldades decorrentes da covid-19 podem interagir e formar um círculo vicioso. Perceber as limitações funcionais decorrentes de problemas cognitivos e motores pode preceder o desenvolvimento de transtornos psicológicos como ansiedade e depressão que podem interferir no processo de adesão ao tratamento, inclusive em programas de reabilitação[58].

Neste manual, as sessões foram estruturadas a partir da relação entre emoção e cognição, bem como no manejo de questões que possam surgir entre os participantes.

3. INTERVENÇÃO NEUROPSICOLÓGICA

Evidências da eficácia em pacientes pós-covid-19

Surgem cada vez mais evidências científicas que versam sobre problemas de memória, concentração, confusão mental, ansiedade e transtornos de humor[43,59]. Essas alterações podem repercutir negativamente no desempenho familiar, social e nas atividades sociais, endossando necessidades de intervenções neuropsicológicas, entretanto, existem poucos estudos relacionados ao pós-covid-19.

Um estudo realizado no Instituto Guttman, em Barcelona, descreveu a experiência clínica obtida com um programa de reabilitação neuropsicológica realizada com cinquenta pacientes pós-covid-19[54]. O programa, com oito semanas de duração, tinha como objetivo oferecer intervenção física, respiratória e cognitiva para pacientes separados em dois grupos: com e sem histórico de internação pela covid-19. Inicialmente, todos os cinquenta participantes realizaram avaliação neuropsicológica (testes Dígitos, RAVLT, tarefa de fluência verbal fonêmica além da *Hospital Anxiety and Depression Scale* – HADS). Os resultados da avaliação nortearam a seleção dos estímulos que compunham o treino a ser realizado na casa do paciente, com acesso à plataforma *Guttmann Neuro Personal Trainer* (disponível em www.gnpt.es). O treino era composto por tarefas de atenção, memória, funções executivas e linguagem que eram apresentados em graus variados de complexidade e dispostos em cinco sessões semanais (uma hora de duração). As medidas de avaliação foram reaplicadas imediatamente após a intervenção. Os participantes de ambos os grupos obtiveram melhores resultados no RAVLT (aprendizagem, recordação e reconhecimento de material verbal) e na escala HADS (diminuição nos escores relacionados à ansiedade e depressão). Além disso, os pacientes com histórico de hospitalização obtiveram melhora na pontuação da tarefa de fluência verbal fonêmica; os pacientes sem histórico de hospitalização obtiveram melhora também nos escores obtidos em Dígitos – ordem inversa.

Os autores do estudo discutem de forma bastante cautelosa os achados e os resultados demonstraram que a reabilitação neuropsicológica é útil no tratamento de pacientes com alterações cognitivas e de humor decorrentes da covid-19.

O desenvolvimento de programas de intervenção neuropsicológica pós--covid-19 pode ser facilitado pela compreensão de aspectos clínicos ocorridos na fase aguda da doença e pelo conhecimento obtido com outras doenças respiratórias. Assim sendo, existe a possibilidade da síndrome do desconforto respiratório aguda grave (SRAG) e da ocorrência da síndrome pós-terapia intensiva (PICS).

A síndrome do desconforto respiratório aguda grave (SRAG) acontece quando a síndrome gripal vem associada com dispneia, pressão persistente no tórax, cianose nos lábios e rosto ou saturação de oxigênio menor que 95% em ar ambiente. A síndrome pós-terapia intensiva (PICS) está associada ao declínio ou ao surgimento de novas alterações psicológicas (emocionais e cognitivas) e das funções físicas após a doença crítica ter sido sanada, as quais podem persistir por meses ou anos após a alta hospitalar. Pacientes com covid-19 grave e que apresentaram SRAG são suscetíveis ao desenvolvimento da PICS[60,61].

De maneira geral estima-se que aproximadamente um terço ou mais dos sobreviventes de UTI desenvolvem comprometimento cognitivo contínuo e persistente. Já em populações específicas de sobreviventes de UTI, como pacientes com síndromes respiratórias agudas a prevalência de comprometimento cognitivo persistente é ainda maior e pode chegar a 78% em 1 ano e 25% em 6 anos[62].

Tanto a SRAG como a PICS podem afetar a saúde mental dos pacientes[63,64] e estão vinculadas às taxas mais altas de depressão[65], ansiedade[66] e TEPT[67]. Além disso, a experiência de ter sofrido dispneia é geralmente associada a um experimento angustiante[68]. Pessoas que tiveram SRAG ou PICS podem apresentar prejuízos cognitivos e entre os mais afetados estão: atenção, velocidade de processamento, memória e funções executivas[69,70]. Esses prejuízos cognitivos estão ligados a problemas funcionais, que podem persistir mesmo após a passagem do tempo[60,70,71].

A fisiopatologia dos prejuízos cognitivos pós-SRAG e PICS ainda é pouco conhecida[64,72], porém, hipotetiza-se que as alterações decorrem da interação entre vários fatores, como redução de oxigênio no sangue (hipoxemia), delirium, mudanças na glicose, efeitos de sedativos e prejuízos cognitivos preexistentes. A hipoxemia também tem sido associada a prejuízos cognitivos que ocorrem na doença pulmonar obstrutiva crônica (DPOC), que é caracterizada pela obstrução crônica do fluxo aéreo da passagem do ar nos pulmões, estando associada à resposta inflamatória exagerada do pulmão à inalação de partículas e/ou gases tóxicos e também traz prejuízos cognitivos[73] e funcionais). Embora os mecanismos fisiopatológicos relacionados às condições descritas não estejam totalmente compreendidos, entende-se que níveis reduzidos de consumo de oxigênio no cérebro têm efeitos neurotóxicos[74].

Embora a covid-19 traga sintomas novos e desafiadores, as necessidades de intervenção apresentadas pelos pacientes parecem ser semelhantes às de outros que apresentaram um quadro crítico e/ou crônico[75]. A literatura evidencia que a intervenção na fase pós-aguda e na fase crônica da recuperação promove melhoras funcionais superiores às exibidas por indivíduos que não receberam[76].

Raciocínio clínico em intervenção neuropsicológica

A intervenção neuropsicológica pode ser iniciada ainda na fase aguda, quando o profissional avalia, realiza psicoeducação em pacientes, familiares e equipe de saúde, apontando as necessidades de intervenção.

O processo de reabilitação neuropsicológica é composto por quatro fases: avaliação neuropsicológica e funcional, identificação de metas, intervenção e mensuração dos resultados[77]. Os resultados da avaliação neuropsicológica ajudam a identificar funções preservadas, os déficits e o impacto funcional de cada déficit no dia a dia do paciente. A partir do uso da aplicação da avaliação neuropsicológica como um enquadre para diagnóstico funcional, o neuropsicólogo amplia substancialmente a identificação relativa às dificuldades cognitivas e de que forma estas repercutem nas atividades realizadas e no convívio social, além de corroborar um olhar compreensivo de como o paciente enfrenta e gerencia os problemas cotidianos, como ressaltado por Loschiavo[78].

O cumprimento das tarefas da rotina depende do funcionamento das habilidades cognitivas e sensório-motoras de forma integrada, que são coordenadas pelas funções executivas. As funções executivas incluem todos os processos relacionados a orientar o comportamento para o alcance de metas. Ela é composta por quatro componentes principais que se relacionam entre si: volição (identificação de metas, necessidades e vontades), planejamento (organização, hierarquização dos passos, tomada de decisão e controle de impulsos), ação (transformação do plano em ações coerentes) e desempenho efetivo (avaliação do desempenho, ajustes, flexibilização e incorporação de *feedbacks*)[79,80].

As vivências cotidianas, o aumento de demandas e a exposição ao estresse podem modular as funções executivas e trazer alterações como as identificadas na síndrome disexecutiva, nome dado para o conjunto de alterações nas funções executivas, que inclui dificuldades no controle atencional, dificuldade no planejamento, abstração, controle de comportamento e orientação, que podem ocorrer tanto para aspectos cognitivos como para aspectos comportamentais. Quando o funcionamento executivo é modificado pelas experiências cotidianas, os comportamentos habituais podem ser transformados em automáticos. Inclusive, essa é uma das principais queixas de pacientes que apresentam dificuldades pós-covid: durante a realização de atividades costumeiras, acontece uma falha na atenção seguida de uma sensação de confusão mental e incerteza sobre o que estava executando ou falando. Os pacientes descrevem essa sensação como uma névoa mental, termo conhecido também como *brain fog*[19,36,81,82].

O funcionamento executivo basal parece estar inversamente relacionado ao impacto causado pelo aumento das demandas ou da exposição ao estresse, ou seja, pessoas com níveis menores de funcionamento executivo são mais suscetíveis às alterações. É importante investigar como o indivíduo se organizava e cumpria as demandas cotidianas e se elas foram modificadas pela covid-19. O raciocínio clínico em intervenção neuropsicológica parte desta compreensão sobre os prejuízos funcionais decorrentes da condição de saúde. Feito isso, o próximo passo é determinar quais são as metas, os objetivos a serem alcançados[83].

Desse modo, uma vez que o problema (ou dificuldade) e a meta estão claros, é o momento de levantar hipóteses que explicam por que a pessoa está apresentando aquela dificuldade.

A partir da formulação da hipótese explicativa, é traçada uma estratégia que será posta em prática na sequência. A introdução dessa estratégia trará um resultado, que será compreendido à luz da hipótese explicativa e dirá se ela foi aceita ou refutada. Se refutada, uma nova hipótese ou uma nova estratégia serão traçadas e esse ciclo de hipótese – estratégia – resultado – adaptação ou substituição da estratégia serão utilizados até que a meta seja alcançada (vide tabelas a seguir).

Tabelas de hipóteses explicativas

Da mesma maneira que o processo de avaliação neuropsicológica deve ser estruturado em relação a procedimentos e instrumentos, espera-se que a reabilitação neuropsicológica também seja[84]. Na reabilitação, entende-se que um mesmo problema ou dificuldade pode ser causado por diferentes aspectos, como cognitivos, emocionais, fatores externos ou ainda, pela associação entre esses elementos, o que impõe uma intervenção coerente com a possível causa do problema. Por exemplo, uma pessoa se queixa de dificuldade de recordar de coisas recentes; ao receber essa queixa, o neuropsicólogo levanta algumas hipóteses que podem explicar o problema:

- Esquecimento do conteúdo.
- Falha na modulação atencional quando estava adquirindo a informação e por isso ocorreu dificuldade de aprender e consequentemente, a dificuldade em recordar.
- Alto nível de ansiedade prejudicando a aquisição e a recordação da informação.

É a partir do levantamento de hipóteses que o neuropsicólogo traça uma estratégia condizente com a hipótese explicativa e, ao testá-la, o trabalho da reabilitação é continuamente direcionado. Ainda assim, uma mesma estratégia pode ser utilizada para diferentes hipóteses, por exemplo: anotar na agenda pode ser uma estratégia utilizada para um problema de memória ou de organização e planejamento.

Para facilitar o processo de testagem de hipóteses, Bolognani e Bueno[84] propuseram uma tabela de hipóteses, que reúne, de forma clara e organizada, as informações relevantes referentes às dificuldades do paciente e os caminhos para tentar solucioná-las ao longo da intervenção.

A tabela contém colunas para o registro da dificuldade apresentada, da meta desejável, das hipóteses ou possíveis causas da dificuldade, das estratégias coerentes para abordar cada causa, do resultado de cada estratégia e os próximos passos da intervenção, quando necessários. Ela auxilia o clínico a organizar seu pensamento clínico e a criar sua metodologia de trabalho, selecionando os aspectos relevantes para cada momento da intervenção, o registro adequado das informações e o acompanhamento dos resultados.

Neste manual, foi adotada a esquematização da Tabela de Hipótese de Bolognani e Bueno[84] como recurso para listar queixas cognitivas mais frequentes em pessoas com histórico de infecção pós-covid-19. Traçamos possíveis metas relacionadas aos problemas, atribuímos algumas hipóteses explicativas para cada problema e identificamos também possíveis estratégias de intervenção, desde o uso de estratégias compensatórias (externas e internas) como também uso de modificação de fatores contextuais (modificação de ambiente e ajuda psicossocial). Didaticamente, separamos as queixas por domínios cognitivos (atenção, memória e funções executivas) e levantamos hipóteses explicativas cognitivas, emocionais e contextuais. A proposta das tabelas é servir como um norteador no raciocínio clínico do neuropsicólogo, porém, é importante ressaltar que elas são um ponto de partida e não exprimem todas as intervenções possíveis.

As tabelas explicativas são apresentadas a seguir e estão divididas pela dificuldade na função cognitiva específica. Deste modo, são encontradas duas tabelas para dificuldades atencionais, três para dificuldades de memória e três de funções executivas.

O objetivo é que o profissional que conduzir a intervenção neuropsicológica possa tê-las a mão para utilizá-las quando algum paciente fizer alguma queixa quanto a dificuldades nestas funções da cognição.

O raciocínio clínico requer a identificação da dificuldade e qual a meta que se pretende atingir para tentar saná-la ou manejá-la. A partir da queixa deve-se estruturar algumas hipóteses para que a partir daí sejam elaboradas as estratégias compensatórias internas e externas, a adaptação ambiental e a ajuda psicossocial possível.

DIFICULDADES ATENCIONAIS (NÍVEL 1)

Dificuldade: perde-se no meio de uma conversa		
Meta: manter o foco durante uma conversa		
Hipótese	Distrai-se com algum elemento do ambiente (p. ex., barulho, pessoas).	Distrai-se com pensamento ou lembrança de algo que precisa ser feito.
Estratégia compensatória interna	Autoinstrução sobre a ideia de que é comum as pessoas esquecerem após distração e que não há problema em expressar isso. Utilizar pistas ou dicas para que o outro possa ajudá-la a recordar o que ela deseja falar.	Psicoeducar sobre memória operacional, ou seja, de que tem um limite para manter informações *online* e que a sobrecarga desse sistema causa cansaço e esquecimentos.
Estratégia compensatória externa	Uso de fone de ouvido ou abafador de ruído.	Uso de planilhas, *checklist*, agenda ou mesmo folhinha de papel contendo as atividades a fazer. Verificar a planilha constantemente e fazer *checklist*. Programar o alarme do celular para verificar.
Adaptação ambiental e ajuda psicossocial	Reduzir a estimulação do ambiente e distração visual, como por exemplo ir a um local mais silencioso, uma livraria, cafeteria, evitar ambientes com muitos ruídos ou com várias pessoas.	Deixar *checklist*, agenda ou a folhinha de anotação em um local de fácil acesso. Pedir para alguém lembrá-lo de verificar a anotação.

DIFICULDADES ATENCIONAIS (NÍVEL 2)

Dificuldade: esquece a tarefa que estava realizando quando é interrompido		
Meta: lembrar das tarefas após interrupção		
Hipótese	Dificuldade em manter a atividade na memória operacional (executivo central).	Alentecimento na velocidade de processamento da informação.
Estratégia compensatória interna	Usar reverberação (ficar repetindo a informação mentalmente), imaginário visual (imaginar a cena do que estava fazendo antes ou a imagem do objeto que estava utilizando). Ensinar a realizar o *checklist* mentalmente ("o que eu estava fazendo antes de ser interrompido?"). Avaliar se é urgente/ necessário interromper a atividade que está sendo realizada para fazer a nova tarefa. Por ex.: interfone tocou para retirar uma entrega, e então, antes de agir imediatamente, a pessoa se questiona se é realmente necessário ir buscar a entrega ou dá para pedir ajuda para alguém que possa fazer aquilo aquele momento.	Metacognição: entender que a baixa velocidade de processamento interfere em se perder na atividade realizada e que isso não decorre de distração, mas sim de não conseguir acompanhar o ritmo do que está acontecendo e, com isso, fica zonzo. Por isso, pode-se usar algo como "já que eu sei que quando estou distraído tenho dificuldade em voltar ao que estava fazendo e me sinto meio atordoado, vou…" (usar estratégia compensatória externa ou modificação ambiental escolhida). Atentar ao que está fazendo.

(continua)

DIFICULDADES ATENCIONAIS (NÍVEL 2) *(continuação)*

Estratégia compensatória externa	Anotar o que estava fazendo antes de ser interrompido e redirecionar a atenção. Levar um objeto que remeta o que estava fazendo antes da interrupção (p. ex., levar o pano de prato junto para ir atender o interfone).	Deixar anotado em uma folha o que está fazendo, p. ex.: tarefa de agora: "Lavando a roupa". Deixar papel e caneta à mostra para anotar o que planejou fazer e o que está fazendo de fato. Criar roteiros com os passos das tarefas.
Adaptação ambiental e ajuda psicossocial	Avisar outras pessoas presentes para não as interromper. Retirar distratores do ambiente. Deixar equipamentos eletrônicos no modo silencioso. Utilizar pistas ou dicas para o outro ajudá-la a recordar o que ela deseja falar.	Diminuir chances de ser distraído, orientando outras pessoas sobre o impacto que isso causa na execução de suas atividades.

DIFICULDADES DE MEMÓRIA (NÍVEL 1)

Dificuldade: não lembra de acontecimentos para contar para as pessoas				
Meta: recordar acontecimentos para contar às pessoas				
Hipótese	Diminuiu a socialização desde o início da pandemia e com isso repetiu menos as estórias ocorridas e consolidou menos os eventos.	Todos os dias são iguais e, assim, não tem pistas para fixar as memórias e distingui-las.	Sente fadiga e essa interage com as hipóteses anteriores.	Falta de motivação em razão do isolamento.
Estratégia compensatória interna	Ao final do dia, refazer a experiência do dia.		Identificar nível de cansaço e descansar. Atenção plena.	Identificar as atividades que são mais prazerosas e se organizar para realizá-las.
Estratégia compensatória externa	Escrever um diário ou criar um grupo no WhatsApp® consigo mesmo para registrar as experiências cotidianas, registro de humor e reflexões.	Usar agenda para consultar as atividades específicas para cada dia da semana, p. ex.: sábado é o dia de praticar autocuidado e domingo, dia de assistir à missa.	Fadigômetro.	Incluir atividades prazerosas na organização da semana. Fazer um registro das atividades que despertaram sentimentos bons.

(continua)

DIFICULDADES DE MEMÓRIA (NÍVEL 1) *(continuação)*

| Adaptação ambiental e ajuda psicossocial | Interagir mais com as pessoas (o quanto puder, de maneira segura e pertinente ao momento atual). | Estabelecer interação social com os familiares que residem juntos em dias específicos, p. ex.: almoçar juntos todos os domingos. | Ensinar as pessoas que moram juntos a identificar os sinais de fadiga. Criar ambientes aconchegantes em casa, p. ex.: colocar música agradável, um vaso de flor, um aroma. | Agendar atividades com amigos e familiares. Deixar o ambiente preparado para a realização da atividade prazerosa, p. ex.: sentia prazer em fazer atividade física, mas deixou de fazer porque está desmotivada. |

DIFICULDADES DE MEMÓRIA (NÍVEL 2)

Dificuldade: a palavra está na ponta da língua, mas não consegue lembrar o nome e dizer			
Meta: lembrar o nome da palavra no momento que for usá-la			
Hipótese	Dificuldade em acessar a informação.	Vem palavras relacionadas, mas não a alvo.	Reconhece uma pista visual que foi processada subconscientemente momentos antes (efeito *déjà vu*).
Estratégia compensatória interna	Usar sinônimo que começa com a mesma letra ou som. Usar um termo comum que descreva o conceito geral da palavra. Autoinstrução: normalizar e entender que a tensão causada pela dificuldade em achar a palavra pode aumentar ainda mais a dificuldade em acessá-la. Ao recordar-se da palavra, use estratégias para aumentar a evocação dela em uma situação futura: diferencie o som dessa palavra com palavras parecidas e associação mental. Fechar os olhos e imaginar o objeto que quer recordar. Usar marcador temporal: p. ex., dia de feira é domingo. Lembrar a função da palavra. Usar autopista: pistas semânticas ou fonêmicas. Normalizar o uso de palavras relacionadas.		
Estratégia compensatória externa	Treino cognitivo: nomear figuras de diversas categorias e quando não conseguir achar a palavra, usar pistas e fazer o registro de qual tipo de pista ajudou mais. Por ex., se o uso de pista semântica foi mais útil para lembrar da palavra, encorajar o uso dessa estratégia.		
Adaptação ambiental e ajuda psicossocial	Evitar interromper a conversa. Pedir para a pessoa dar pistas semânticas e/ou fonêmicas ou ainda dizer o antônimo.		

DIFICULDADES DE MEMÓRIA (NÍVEL 3)

Dificuldade: questiona-se e fica na dúvida se falou, viveu algo ou se pôs o objeto em algum lugar		
Meta: ter convicção nas coisas que disse, que viveu e onde colocou algum objeto		
Hipótese	Prestou pouca atenção, foi no automático.	Estava prestando atenção aos pensamentos, preocupada com alguma coisa ou mesmo divagando.
Estratégia compensatória interna	Prática de técnicas que ajudem a minimizar a ansiedade e fortaleçam a atenção plena, p. ex.: relaxamento, meditação, *mindfulness*. Automonitorar a quantidade de atenção prestada, ou seja, perceber se está fazendo muitas coisas no automático e se estiver, compreender que precisa descansar e fazer menos coisas. Ser compreensivo com o momento que está passando e entender que é natural que esse sintoma esteja ocorrendo e que ele faz parte do quadro pós-covid-19. Focar mais a atenção para coisas que estão no ambiente do que coisas que estão acontecendo "dentro da cabeça" (pensamentos, sentimentos e sensações físicas). Confiar na sua "intuição" e no "palpite" (estratégias de automonitoramento).	
Estratégia compensatória externa	Deixar as coisas em lugares usuais. Manter o ambiente organizado.	
Adaptação ambiental e ajuda psicossocial	Pedir para um amigo ou familiar ajudar a lembrar da informação.	

DIFICULDADES DE FUNÇÕES EXECUTIVAS (NÍVEL 1)

Dificuldade: pensar em algo para fazer ou pensar em estratégias para resolver problemas (sensação de que a "cabeça está em branco")

Meta: identificar atividades para fazer e pensar em soluções de problemas

Hipótese	Sente-se desmotivado e apático.	Não identifica alternativas para resolver problemas.	Fica muito ansioso e não consegue pensar sobre o assunto.
Estratégia compensatória interna	Identificar o que há de mais importante para ser feito e compreender o motivo pelo qual valeria a pena enfrentar a desmotivação. Usar autoinstrução para completar a seguinte frase: "Se eu estivesse animado, eu faria [completar]... porque isso é importante para mim por representar [completar]. Então, vale a pena lutar contra o desânimo porque [completar com o motivo pelo qual vale a pena agir]. Reduzir expectativas, autoexigências e comparações, completando a seguinte frase: "Que tipo de expectativa e exigências seriam justas de se fazer a alguém que eu amo muito e está passando pelo mesmo momento que eu estou?"	Usar autoinstrução para completar as frases. Explicar ao paciente que ao deslocar o pensamento para o outro a gente diminui a sobrecarga emocional e clarifica a solução: "Se um amigo meu estivesse passando por esse problema, eu sugeriria a ele que [fizesse/tentasse/pensasse] em…" "Se fosse em outro momento da minha vida, eu resolveria isso tentando…" Normalizar a ideia de tentativa e erro para encontro de soluções.	Prática de técnicas que ajudem a minimizar a ansiedade e fortaleçam a atenção plena, p. ex.: relaxamento, meditação, *mindfulness*.

(continua)

DIFICULDADES DE FUNÇÕES EXECUTIVAS (NÍVEL 1) *(continuação)*

Estratégia compensatória externa	Criar uma lista de tarefas com coisas a fazer ou ainda uma lista de valores pessoais que impulsionam a realização de tarefas. Deixar a lista em lugares visíveis e/ou programar alarmes para lembrar de consultar a lista.	Ensinar o paciente a digitar o problema no Google® e identificar possíveis alternativas.	Usar um bloco de anotações para anotar pensamentos e soluções hipotéticas. Enviar áudios para si mesmo com seus pensamentos.
Adaptação ambiental e ajuda psicossocial	Contar para alguém sobre sua dificuldade de iniciar tarefa, explicando que a dificuldade decorre de uma alteração relacionada a covid-19 e que não é sinônimo de preguiça ou depressão. Explicar que a dificuldade é para iniciar a tarefa e que ela é suprimida quando algo ou alguém ajuda a iniciar a atividade. Pedir ajuda para alguém incentivá-lo a realizar as tarefas.	Compartilhar o problema com alguma pessoa de confiança e pedir um palpite ou ajuda sobre possibilidades de resolução do problema.	

DIFICULDADES DE FUNÇÕES EXECUTIVAS (NÍVEL 2)

Dificuldade: Faz as tarefas com interrupções e, ao final do dia, fez pouco do que havia planejado			
Meta: Realizar tarefas sem interrupção e fazer o planejado			
Hipótese	Distrai-se.	Dificuldade de planejamento.	
Estratégia compensatória interna.	Normalizar sobre a ocorrência da distração. Identificar gatilhos ambientais e internos relacionados à distração. Psicoeducar sobre os impactos da distração (demanda mais tempo para que a atividade fique pronta, desencadeia frustração, sobrecarrega memória operacional). Metacognição: Incentivar o uso de frases baseadas nesse modelo: "Já que eu sei que tenho me distraído facilmente e feito pouco do planejado, então, eu vou …. (completar com a estratégia elaborada junto ao paciente).	Ensinar a estratégia PPA (Prever-Planejar-Agir), ou seja, incentivar a pessoa a pensar e planejar antes de agir e começar a realizar a tarefa. Autoinstrução: auxiliar a pessoa identificar se o planejamento tem sido realista e congruente com as variáveis atuais. Atividade principal e atividade bônus: Tudo ou nada.	

Memória operacional e alentecimento na velocidade de processamento.	Está muito cansado.	Pouca motivação.
Psicoeducar sobre memória operacional, ou seja, de que tem um limite para manter informações *online* e que a sobrecarga desse sistema causa cansaço e esquecimentos.	Autoinstrução e automonitoramento: ensinar a pessoa a identificar o nível de cansaço, usando para tanto uma pergunta chave: "Se eu pudesse escolher agora, eu iria preferir [completar a frase com a atividade que é muito prazerosa para a pessoa e que ela faz sempre que tem possibilidade, p. ex.: dançar, ir ao *shopping*, encontrar os amigos] ou optaria por descansar? Utilizar autocompaixão e evitar comparação com a disposição que tinha antes de adoecer.	Ajudar a compreender o motivo da desmotivação (aceitação).Identificar o que há de mais importante para ser feito e compreender o motivo pelo qual valeria a pena enfrentar a desmotivação. Usar autoinstrução para completar as seguintes frases: • "Se eu estivesse animado, eu faria [completar]... porque isso é importante para mim por representar [completar]. Então, vale a pena lutar contra o desânimo porque [completar com o motivo pelo qual vale a pena agir]." • "Mesmo que eu faça menos do que poderia fazer, o importante é ter feito um pouquinho."

(continua)

DIFICULDADES DE FUNÇÕES EXECUTIVAS (NÍVEL 2) *(continuação)*

Estratégia compensatória externa	Elaborar uma lista de afazeres e tarefas e, em seguida, agrupar as atividades em função de prioridade e dificuldade. Estabelecer um planejamento do dia realista, considerando a disposição interna, complexidade e urgência da tarefa. Ao planejar, dividir uma tarefa em subtarefas. Retirar estímulos distratores do ambiente.	Usar PPA (Prever-Planejar-Agir) (Anexo 9).	
Adaptação ambiental e ajuda psicossocial	Retirar distratores do ambiente. Pedir ajuda para um amigo ou parente, usando algo como: "já que eu tenho me distraído frequentemente, poderia pedir sua ajuda? Se, por acaso você me observar desviando do foco, poderia gentilmente me ajudar a voltar?"	Pedir ajuda para um amigo ou parente, usando algo como: "Eu tenho tido muita dificuldade para fazer o que eu planejei e isso tem me atrapalhado. Você poderia me ajudar? Eu te conto qual é a tarefa que pretendo fazer no dia e se você perceber que eu me distraí ou perdi o foco, você me lembra qual era a meta?"	

Uso de planilhas, *checklist*, agenda ou mesmo folhinha de papel contendo as atividades a fazer. Verificar a planilha constantemente e fazer *checklist*. Programar o alarme do celular para verificar.		Organizar as tarefas mesclando níveis de motivação e fixá-las em um papel contendo o "planejamento do dia". Estabelecer um curto período de tempo para trabalhar em uma única tarefa (seguindo os princípios da técnica Pomodoro).
Deixar *checklist*, agenda ou a folhinha de anotação em um local de fácil acesso. Pedir para alguém lembrá-lo de verificar a anotação.		Pedir ajuda para um amigo ou parente, usando algo como: "Eu estou precisando de "um empurrãozinho/uma ajuda/uma força moral/um incentivo" para fazer [completar com a atividade alvo]. Me ajuda?"

DIFICULDADES DE FUNÇÕES EXECUTIVAS (NÍVEL 3)

Dificuldade: fala ou faz a primeira coisa que vem a cabeça, desconsiderando as consequências de seus atos			
Meta: ponderar as consequências do que deseja falar ou fazer antes mesmo de agir			
Hipótese	Os pensamentos se atropelam ou tem dificuldade em manter a linha de raciocínio.	Enquanto está pensando em uma coisa, outras ideias vêm à cabeça.	
Estratégia compensatória interna	Utilizar a estratégia PPP (Pare-Pense-Planeje), ou seja, incentivar a pessoa a pensar e planejar antes de agir e começar realizar a tarefa. Utilizar a estratégia "Começo-Meio-Fim" para organizar o pensamento antes de falar ou tomar uma decisão.	Desencorajar o uso de reverberação. Retomar o conceito de cabeça pensa e papel executa.	
Estratégia compensatória externa		Anotar em um pedacinho de papel ou no bloco de notas do celular o assunto que surgiu para depois retomá-lo após realizar a anotação.	
Adaptação ambiental e ajuda psicossocial	Pedir para a pessoa com quem está conversando avisá-lo caso ele perca o fio da meada ou desvie o assunto.	Compartilhar o problema com alguma pessoa de confiança e pedir um palpite ou ajuda sobre possibilidades de resolução do problema.	

Fica muito ansioso e não consegue pensar sobre o assunto.	Não tem autocontrole.	Não percebe as consequências dos seus atos.
Prática de técnicas que ajudem a minimizar a ansiedade e fortaleçam a atenção plena, p. ex.: relaxamento, meditação, *mindfulness*.	Utilizar a estratégia PPP (Pare-Pense-Planeje), ou seja, incentivar a pessoa a pensar e planejar antes de agir e comear realizar a tarefa. Identificar gatilhos.	Aumentar a cons-ciência dos seus atos, prestando atenção no que aconteceu antes, sua resposta/ comportamento e a consequência para si e para o outro.
Usar um bloco de anotações para anotar pensamentos e soluções hipotéticas. Enviar áudios para si mesmo com seus pensa-mentos.	Deixar anotações com limites estabelecidos. Sair do ambiente.	
Pedir para alguém lembrá-lo.	Afastar-se dos gatilhos. Combinar código.	Pedir *feedback*.

4. ESTRATÉGIAS COMPENSATÓRIAS NA INTERVENÇÃO NEUROPSICOLÓGICA

Estratégias compensatórias são processos comportamentais ou de mudança do ambiente usados para diminuir o impacto causado por dificuldades de memória, funções executivas e atenção. O uso de estratégias ajuda a alcançar os objetivos traçados[85] e estas acontecem por meio da participação em experimentos, projetos e situações relacionadas às metas do paciente. O pressuposto é que muitas estratégias e habilidades podem ser treinadas e posteriormente aplicadas a outras atividades[83].

De acordo com Wilson et al.[83], as estratégias compensatórias são compostas por quatro categorias:

- Compensação cognitiva: são procedimentos internos desenvolvidos pelo sujeito para ajudá-lo a controlar aspectos do seu comportamento, regulação emocional e compensar dificuldades cognitivas, por exemplo: autoinstrução e um guia mental do que fazer quando ficar irritado, com dificuldade de se controlar. Uso de associações e rimas para lembrar de palavras e o uso de imagens mentais para facilitar a recordação de conteúdos verbais.
- Aprendizagem otimizada: ocorre por meio da utilização de técnicas que favoreçam um aprendizado mais efetivo de novos conhecimentos, como o uso de aprendizagem sem erro, esvanecimento de pistas e recuperação espaçada.
- Dispositivos externos: trata-se de procedimentos externos, como o uso de alarme para lembrar de eventos futuros; de agenda para otimizar planejamento e memória, impressão do passo a passo do que precisa ser feito e utilização de cartões com pistas sobre o que precisa ser feito e lembrado, assim como o uso de cartões para direcionar a atenção.
- Adaptação ambiental: refere-se a mudanças físicas no ambiente que diminuem as demandas cognitivas, por exemplo: colocar uma faixa

colorida no chão para ajudar os pacientes de um hospital a chegarem no local desejado, retirar distratores da mesa de estudo e trabalhar em uma sala silenciosa.

As estratégias compensatórias representam uma das premissas da reabilitação neuropsicológica holística, portanto, não se deve entender que o seu uso exprime totalmente o processo de reabilitação neuropsicológica.

5. MEDIDAS DE AVALIAÇÃO DA INTERVENÇÃO NEUROPSICOLÓGICA

Outro ponto a ser considerado ao delinear um programa de intervenção é a abrangência dos resultados obtidos, que podem ir desde a redução em gerar risco para si ou para os outros, melhora no ajustamento da família, na autopercepção até o retorno ao trabalho[86]. De acordo com o NHS Outcomes Framework[87], nos casos especificamente de pacientes da clínica neurológica, a avaliação da reabilitação neuropsicológica deve incluir três domínios: qualidade de vida para os pacientes e seus familiares, medidas de recuperação e avaliação da experiência do paciente no cuidado. Isto é, considera-se que o alcance do bem-estar decorrente do processo da reabilitação neuropsicológica surja de modelos que focam em aspectos funcionais e na experiência subjetiva do paciente em contextos sociais[88,89]. Com base neste contexto, entendemos que os critérios supracitados, em fato, aplicam-se a qualquer modalidade de programa de reabilitação, como nos casos de pacientes psiquiátricos, e da temática deste manual, na intervenção neuropsicológica pós-covid, usando as seguintes medidas:

- Qualidade de vida pós-covid-19: A COV19-Qol é uma medida breve que avalia a percepção do impacto da pandemia na qualidade de vida, tanto em pessoas que já apresentavam problemas psiquiátricos preexistentes (p. ex., ansiedade, transtornos de humor e de personalidade) como as que não apresentavam alterações[90]. Enviamos a versão original da escala para três pessoas fluentes em inglês e solicitamos que elas traduzissem as frases. Comparamos as versões e assim, propusemos uma versão em português. O processo de tradução e a versão em português são apresentadas no Anexo 14.
- Escala de satisfação com o programa: sugerimos que ao final do programa o participante seja questionado sobre sua satisfação com o atendimento recebido. Para tanto, desenvolvemos uma escala de satisfação

com a intervenção cognitiva baseada na escala de satisfação do paciente, proposta por Berquist et al.[91]. O instrumento original avalia satisfação com o terapeuta e o tratamento recebido, a angústia emocional vivenciada durante o programa, a percepção que teve sobre o cuidado genuíno do terapeuta e se estaria disposto a receber novamente o tratamento oferecido por e-mail. A escala desenvolvida, denominada Escala de satisfação com intervenção neuropsicológica pós-covid-19 pode ser encontrada no Anexo 15.

- Medida de recuperação: desenvolvemos uma medida de recuperação que é composta por uma questão que é apresentada no início de cada sessão. A questão avalia a percepção subjetiva do grau de incômodo causado pelas dificuldades de memória, organização e atenção. Uma figura que associa escala gradativa com expressões que variam de alegria a tristeza auxilia o participante a responder (Anexo 13). Sugere-se que essa questão seja feita no início de cada sessão, a fim de possibilitar o acompanhamento dos escores ao longo do programa.

Como contextualizado ao longo da fundamentação teórica deste manual, é imprescindível o desenvolvimento e a implantação de programas de intervenção focados na melhora da funcionalidade de pessoas que apresentam prejuízos cognitivos, emocionais, sociais e comportamentais, como os sobreviventes da covid-19. Assim, o Serviço de Psicologia e Neuropsicologia do Instituto de Psiquiatria do Hospital das Clínicas da Faculdade de Medicina da Universidade de São Paulo (IPq-HCFMUSP) busca preencher e lançar uma perspectiva pautada em evidências para esta população com a publicação deste manual.

6. ESTRUTURA DO PROGRAMA DE INTERVENÇÃO NEUROPSICOLÓGICA PARA PACIENTES PÓS-COVID-19

Orientações gerais

Este programa consta de 11 sessões estruturadas em três etapas, quais sejam:

- Etapa 1 – sondagem cognitiva: no início de cada sessão é solicitado que o participante responda o grau de incômodo sentido em relação às dificuldades de memória, organização e atenção. A resposta é dada a partir da utilização de uma escala visual (Anexo 13) que avalia o incômodo como sendo pouco, mais ou menos ou muito.
- Etapa 2 – apresentação do tema: o tema da sessão é apresentado e relacionado com o tema da sessão anterior. Em seguida, o conteúdo é explanado e facilitado pelo uso de slides (ao final do manual). A participação é incentivada.
- Etapa 3 – revisão do conteúdo discutido: no final da sessão, é realizado um resumo dos principais pontos abordados no dia. Esse é também o momento em que os participantes contam as contribuições do encontro e que é possível combinar alguma atividade relacionada à discussão (tarefa de casa) para ser feita durante a semana. A "tarefa de casa" fica a critério do profissional, que avalia a necessidade de inseri-la ou não na sessão.

SESSÕES

SESSÃO 1 – IMPACTO DA COVID-19 NA COGNIÇÃO E NA EMOÇÃO

Apresentação do tema

Slide 1.1: Apresentação do objetivo do programa, dos profissionais e dos participantes

"Olá, pessoal, sejam bem-vindos. A partir de hoje iniciaremos este projeto de intervenção em neuropsicologia com o objetivo de entendermos o funcionamento cognitivo e emocional, assim como os problemas que surgiram após a covid-19. Esperamos que todos estejam motivados para nossos encontros e que essa troca seja produtiva para todos nós."

Slide 1.2: Sobre o grupo

"A partir de hoje, teremos 11 encontros semanais para discutir os efeitos da covid-19 no cérebro, no comportamento e na emoção. Antes de mais nada, vamos apresentar como os nossos encontros funcionarão."

Slide 1.3: Vamos nos apresentar?

O profissional deve se apresentar, estabelecer regras de pontualidade e de frequência.

"Olá, sou psicóloga [ou outra formação], meu nome é [...]. Estaremos juntos semanalmente, por aproximadamente 50 minutos e vamos combinar de todos estarem no horário, evitando atrasos, perda de conteúdo e incômodo para o grupo."

Slide 1.4: Sondagem cognitiva

Nota para o profissional: dar estas consignas devagar, esperando as colocações dos participantes e controlando o tempo de cada um.

- "Na última semana, quanto suas dificuldades de memória, organização e atenção te incomodaram?"
- "Vamos olhar nesta régua para termos uma ideia?"
- "Quem quer compartilhar com a gente?"
- "Poderiam dar um exemplo prático de alguma dificuldade?"
- "Se alguém preferir, pode apenas escrever em uma folha a parte para guardar para si e comparar futuramente a evolução ao longo das sessões."

Nota para o profissional: validar as experiências e os sentimentos dos participantes, agradecer a participação e dizer que espera que ela tenha um bom aproveitamento das estratégias que serão utilizadas.

Covid-19

Slide 1.5: O que é covid-19?

"Na sessão de hoje, vamos conversar sobre como nosso cérebro funciona e como a covid-19 pode interferir no bom funcionamento dele. A covid-19 é uma infecção respiratória aguda (grave) causada pelo coronavírus, chamado de SARS-CoV-2, que é transmitido de forma rápida."

Slide 1.6: Efeitos da pandemia

"Nos últimos anos, todos nós tivemos nossas vidas impactadas pela pandemia. Deixamos de fazer coisas que gostávamos, nós nos distanciamos de entes queridos, passamos a ficar mais preocupados com tudo, inclusive com o desemprego e a insegurança financeira."

"Todas essas mudanças aumentaram nosso nível de estresse, mas também causaram mudanças químicas na maneira do nosso cérebro funcionar."

"Essas alterações surgiram tão rapidamente que lembram o efeito de uma enchente, um grave acidente de carro ou até mesmo um tsunami."

"O estresse causado por todos os impactos da pandemia foi tão grande que os estudos têm mostrado que estamos mais dispostos a ter problemas de ansiedade e de depressão."

Slide 1.7: Para além do efeito da pandemia

"Vamos conferir no próximo *slide*?"

Slide 1.8: Impactos da covid-19 no organismo

"Pessoal, vamos agora conferir os problemas que a covid-19 pode causar no nosso corpo."

Nota para o profissional: o *slide* 1.8 é somente uma abertura para o tema.

Slide 1.9 a *slide* 1.12: impactos pulmonar, cardíaco etc.

Nota para o profissional: fazer a leitura do *slide* 1.9 até o *slide* 1.12 ou seguir as orientações:

- "Além desses efeitos que são comuns a todos nós, eles são maiores em quem teve covid-19."
- "Podem trazer consequências em várias regiões do nosso corpo, como fraqueza pulmonar e problemas cardíacos, que interferiram na prática de exercícios e na realização de atividades."
- "Algumas pessoas apresentaram também problemas no estômago, nos rins, nos ossos e na parte hormonal, além de fraqueza, perda de massa muscular, dor e falta de ar."
- "Além disso tudo, problemas de memória, concentração e na forma como resolvemos as coisas foram relatados."

Slide 1.13: Impacto nas emoções

"Após a covid-19 algumas pessoas manifestaram oscilações nas emoções que impactaram no funcionamento delas na vida prática".

"Foram frequentes as queixas de ansiedade, depressão, irritabilidade e recordação de lembranças ruins ligadas à internação e ao adoecimento".

"Os efeitos da covid-19 no cérebro acontecem mesmo após a melhora dos sintomas respiratórios".

Slide 1.14: Dificuldades após a covid-19

"Quais foram as dificuldades que vocês perceberam após a covid-19?"

Nota para o profissional: mostrar o slide 1.14 com as opções em figuras, as mesmas que foram usadas para exemplificar o conteúdo dos *slides* anteriores. Oferecer a possibilidade de anotar ao invés de se expor no grupo.

Slide 1.15: Da cognição ao psicológico

"Cognição é o termo que usamos para representar o funcionamento do cérebro, ou seja, as formas de pensamento ligados à memória, atenção, linguagem e raciocínio."

"Os aspectos psicológicos significam o modo como nos sentimos diante das situações. O funcionamento cognitivo e o psicológico, juntos, explicam as atividades que realizamos."

"Após a covid-19, é possível que todos vocês experimentaram mudanças na maneira como realizaram suas tarefas e como interagiram com as pessoas. Essas mudanças afetaram também as emoções, deixando as pessoas mais preocupadas e tristes. Quem já tinha alguma predisposição para tristeza e ansiedade pode ter experimentado sintomas mais intensos. É possível que todos que estão lidando com as dificuldades pós-covid tenham percebido esses sintomas."

Slide 1.16: Neuroplasticidade

"A boa notícia é que nosso cérebro tem capacidade de se adaptar às mudanças, moldando seu funcionamento de forma maleável. Esse fenômeno cerebral de se adaptar às novas experiências, além das já vividas, é chamado de neuroplasticidade."

"A neuroplasticidade possibilita que os neurônios, células do cérebro, aprendam novas formas de se conectar entre si e que eles se fortaleçam a partir da estimulação recebida pelo ambiente. Então, treinar habilidades e usar estratégias ajuda nosso cérebro a desenvolver a capacidade de lidar com os efeitos da covid-19."

"Nosso objetivo é ajudar a entender como esse vírus mudou o funcionamento de vocês, como isso interfere nas atividades que desempenham e oferecer algumas estratégias que podem ajudar a diminuir os esquecimentos, a fadiga e a desatenção."

Slide 1.17: Revisão

"Na sessão de hoje conversamos sobre como a covid-19 impacta a maneira como nos sentimos e a forma como pensamos, prestamos atenção e recordamos as coisas."

SESSÃO 2 – EXPERIÊNCIA PÓS-COVID-19

Slide 2.1: Experiência, enfrentamento e resiliência

"Pessoal, no nosso encontro de hoje trabalharemos o enfrentamento a partir da experiência que vocês tiveram com a covid-19, com o objetivo de aprendermos algo sobre resiliência. Alguém já ouviu este termo? Falaremos daqui a pouco sobre ele."

Slide 2.2: Sondagem cognitiva

"Lembram-se da sessão anterior, quando nós começamos a falar sobre os problemas que a covid-19 nos trouxe? Vamos lá, nesta última semana, quanto suas dificuldades de memória, organização e atenção te incomodaram? Alguém quer compartilhar? Podem anotar se preferirem para acompanhar possíveis resultados."

Slide 2.3: Apresentação do tema – situação de estresse

"Quando passamos por uma situação de estresse, direcionamos toda nossa energia mental, emocional e física para lidar com ela."

"Na hora do desafio, podemos nos retirar e esconder da ameaça ou, ainda, podemos recrutar todos os recursos que temos e que desenvolvemos ao longo da vida para lidar com o perigo e sobreviver a ele."

"Sobrevivemos como é possível e apenas quando a situação passa é que vamos processar tudo que aconteceu. Isso acontece porque nosso cérebro é preparado biologicamente para entrar no 'modo sobrevivência' e enfrentar o desafio de uma ameaça. Podemos fugir ou enfrentar uma situação".

Slide 2.4: Experiência com a covid-19.

"Na pandemia não lidamos com apenas uma fonte de estresse e problema, mas com vários deles que vieram um após o outro como 'ondas' e afetaram a vida das pessoas de diversas maneiras. A experiência de ter tido covid-19 é única para cada um, que pode interpretar a situação de diferentes formas. Existem pessoas que se sentem injustiçadas, algumas se sentem culpadas, ou entendem que é uma fatalidade e outras ainda entendem como uma provação divina."

Slide 2.5: Formas diferentes de se expressar

"Cada um interpreta a dificuldade e expressa o sofrimento de um modo. Algumas pessoas procuram ajuda de amigos e familiares, outras se isolam ou ainda pensam de uma forma muito racional, algo como "aconteceu porque tinha que acontecer."

Não existe uma forma certa ou errada de sentir ou se expressar.

Slide 2.6: Compartilhando

"Fato é que a maneira como olhamos para o que aconteceu nos ajuda a criar uma explicação e isso contribui para a adaptação de ter passado pela covid-19. E vocês, qual história vocês contam para lidar e encarar tudo isso?"

Nota para o profissional: incentivar o relato dos participantes.

Slide 2.7: Entendendo a resiliência

"A capacidade de resistir a contratempos, adaptar-se positivamente e se recuperar da adversidade é conhecida como resiliência."

"Resiliência é o processo de adaptação diante de adversidades, traumas, tragédias ou outras fontes significativas de estresse. Tornar-se resiliente ajuda a superar os eventos difíceis, mas também ajuda a crescer e melhorar sua vida. Algumas pessoas se referem à resiliência como 'recuperação', mas é mais do que isso. Ser resiliente inclui aprender com experiências anteriores e desenvolver novas estratégias de enfrentamento no futuro."

Slide 2.8: Construindo a resiliência

"Pode ser desafiador superar a experiência e os efeitos da covid-19, mas desenvolver habilidades de enfrentamento e resiliência o ajudará a superar a turbulência emocional desencadeada por ela. Para te ajudar a construir resiliência, você pode:

- Escolher um hábito simples, prático e realista para aumentar o seu bem-estar. Por exemplo, pode ser beber mais água, dizer boa noite para seus familiares antes de dormir, arrumar a cama, olhar o céu diariamente, ouvir uma boa música ou assistir uma série ou filme interessante.

- Criar uma conexão positiva: quando estamos estressados, olhamos com mais ênfase para o negativo e, com isso, fica fácil se sentir sobrecarregado e sem esperança. Assim, nos afastamos e nos desconectamos ainda mais das pessoas ao nosso redor e nos concentramos na autoproteção, funcionando no modo de sobrevivência. Olhar para as coisas de um modo positivo nos tira dessas posturas extremas de sobrevivência e nos leva para um estado mais engajado e resiliente socialmente.
- Fazer uma pausa: a ansiedade e o estresse fazem com que direcionamos nossos pensamentos para o futuro, pensando coisas como 'e se' ou 'será que...'. Por isso, é importante redirecionar nossa atenção para o presente, sair do modo automático de funcionar e atentar para o que está acontecendo 'aqui e agora'. Ao trazer nossa mente, corpo e ações para o momento atual, conseguimos pausar e recompor nosso cérebro e nossa energia."

Slide 2.9: Comportamentos que estimulam e favorecem a resiliência

"Além das estratégias que trabalhamos no slide anterior, estudos têm mostrado quais são os comportamentos mais associados à resiliência durante a pandemia: tomar sol por 10 minutos, fazer exercícios, receber apoio social dos amigos e dos familiares, dormir bem, perceber que é cuidado por alguém e fazer orações."

"Pessoal, construir resiliência é um processo feito no dia a dia, com vontade e prática. Não há um caminho certo de como construí-la, mas sabemos que o autocuidado e estabelecer conexões para lidar com estresse são sugestões essenciais para auxiliar no seu processo de bem-estar."

Slide 2.10: Revisão.

"Alguém tem alguma dúvida sobre resiliência e sobre as estratégias que foram apresentadas?"

Nota para o profissional: retomar algum slide se for necessário e esclarecer as dúvidas dos participantes.

SESSÃO 3 – EMOÇÃO E COGNIÇÃO

Slide 3.1: Relação entre emoção e cognição
"Pessoal, em nosso encontro de hoje trabalharemos a relação que existe entre nossos aspectos emocionais e cognitivos."

Slide 3.2: Sondagem cognitiva
"Vamos lá, vamos avaliar novamente como foi nossa última semana? Com o uso das estratégias para melhorar a resiliência, alguém já notou alguma modificação seja na cognição ou na sua forma de agir?"
"Na última semana, quanto suas dificuldades de memória, organização e atenção te incomodaram?"

Slide 3.3: Apresentação do tema – emoções
Nota para o profissional: ler o *slide* 3.3.

Slide 3.4: Reações emocionais
"Todos nós sentimos diversos tipos de emoções e podemos identificar as reações que elas despertam nos nossos corpos. Por exemplo, ficamos de 'coração partido' quando sofremos uma desilusão amorosa, sentimos um 'arrepio na espinha' ao escutar nossa música favorita e ficamos 'paralisados e com as mãos geladas' quando passamos por um perigo."

Slide 3.5: Exemplos de reações
"Ao saber que está com covid-19, nosso personagem de hoje, João, fica preocupado porque avalia a possibilidade de algo ruim acontecer, por exemplo, não conseguir atendimento ou não se recuperar totalmente. Fica estressado e ativa o eixo de liberação do hormônio cortisol, que é ligado ao estresse. Ele percebe seu coração acelerar e suas mãos gelarem, que é uma sensação física, pensa em todas as pessoas que ama e se preocupa com elas. Além disso, ele fica agitado e manda mensagem para as pessoas para dizer que as ama."

Slide 3.6: Impossível não sentir as emoções

Nota para o profissional: ler o *slide* 3.6 e complementar:

"Vocês conseguiram perceber alguma mudança, alteração ou oscilação emocional depois que tiveram a covid-19?"

Slide 3.7: Mudanças físicas e psicológicas

"As emoções acontecem porque fazem parte do nosso corpo – do mesmo modo que espirramos quando estamos próximos de um objeto empoeirado. O papel das emoções é a de nos lembrar quais são as nossas necessidades e desejos. Elas nos ajudam também a agir para fugir de um perigo, para ir atrás de uma necessidade ou ainda para nos conectarmos uns aos outros."

"Saber lidar com as emoções é importante para evitar que elas fiquem muito intensas ou desproporcionais, pois quando isso acontece, elas podem interferir no funcionamento cognitivo ou trazer desafios interpessoais."

Slide 3.8: Emoções modulam o funcionamento do cérebro

"As emoções também modulam o modo como nosso cérebro funciona, ou seja, elas podem tanto ajudar como atrapalhar nos processos cognitivos. O impacto da emoção sobre a cognição depende do tipo e da duração da emoção vivida. Por exemplo, as emoções positivas podem facilitar aprendizagem e contribuir para o desempenho, especialmente quando a pessoa se sente motivada para aprender e satisfeita com seu processo. A motivação traz curiosidade, que, por sua vez, traz interesse psicológico e encoraja e prepara o cérebro para aprender e lembrar."

Slide 3.9: Emoções intensas

Nota para o profissional: ler o *slide* 3.9 e depois complementar.

"Então, ter tido covid-19 e passar pela pandemia são dois fatores que contribuem para que emoções intensas sejam sentidas e para que essa experiência tenha impacto no modo como nosso cérebro funciona e como agimos."

"A quarentena causou uma mudança radical no estilo de vida e o isolamento provocou problemas psicológicos na maioria de nós. Além de ansiedade e depressão, outro problema psicológico que passou a acontecer foi a dificuldade em entender, definir e expressar as próprias emoções."

Slide 3.10: Aprendendo estratégias

"Ao longo de nossos encontros, vamos aprender algumas estratégias que ajudam a lidar de modo positivo com as nossas emoções. Vamos aprender a acalmar a mente e o coração respirando com mais tranquilidade, focando-nos no agora e aprendendo a não agir quando a emoção está muito intensa, pois a emoção bota fogo na razão."

Slide 3.11: Revisão

"Ficou compreensível para vocês por que a emoção põe fogo na razão?"

Nota para o profissional: quando a emoção fica intensa a razão diminui.

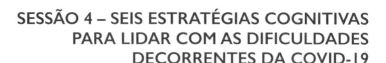

SESSÃO 4 – SEIS ESTRATÉGIAS COGNITIVAS PARA LIDAR COM AS DIFICULDADES DECORRENTES DA COVID-19

Slide 4.1: Uso de estratégias cognitivas

"Vamos iniciar nossa quarta sessão. Já falamos bastante sobre emoções e agora vamos trabalhar algumas estratégias para lidar com as dificuldades cognitivas."

Slide 4.2: Sondagem cognitiva

"Para não perdermos nosso processo, vamos lá avaliar como passamos a última semana. O que precisamos avaliar?"

Slide 4.3: Apresentação do tema – estratégia boa é estratégia simples

"Quando usamos uma estratégia simples e eficaz nos sentimos mais seguros e confiantes. Nas últimas sessões conversamos sobre o que é a covid-19 e o impacto causado por ela em nossa cognição e em nossas emoções. No encontro de hoje, vamos conversar sobre dificuldades comuns e algumas estratégias que podem ser usadas para lidar com elas."

Slide 4.4: Estratégias para lidar com as dificuldades

"Ao longo do nosso dia, usamos diversas estratégias para facilitar a execução de nossas atividades: tiramos foto do produto que precisamos comprar, programamos o alarme do celular para lembrar de tomar remédio, deixamos os objetos à vista para não esquecer deles ou também pedimos para alguém nos ajudar a recordar de algo que precisa ser feito. Tudo isso é chamado de estratégia, ou seja, estratégia é uma modificação no ambiente ou em nosso comportamento que diminui o impacto causado pelos problemas de memória, planejamento e atenção."

"Estratégia boa é estratégia que faz sentido para você. É aquela que você testou, sabe que funciona e que te ajuda a tornar as coisas mais práticas e fáceis.

Escolher uma estratégia pode ser um processo bastante individualizado, mas também existem algumas estratégias gerais que podem ser úteis para todos."

"Na sessão de hoje iremos conversar sobre seis estratégias universais que podem te ajudar a lidar com os problemas cognitivos decorrentes da covid-19."

Slide 4.5: Estratégias coringas

"A mesma estratégia pode ser usada para suprir problemas diferentes. Por exemplo, fazer anotações pode me ajudar a evitar o esquecimento, mas também pode me ajudar a organizar os pensamentos e a encontrar a solução de um problema. Então, as estratégias que serão apresentadas a seguir são 'coringas', uma vez que elas podem ser utilizadas para vários fins."

Slide 4.6: O que fazer?

"Por exemplo, quando temos uma dificuldade cognitiva, podemos usar estratégias como:

- Pedir ajuda: pedir apoio para alcançar suas necessidades sociais e/ou emocionais.
- Mudar o ambiente: são mudanças na organização e na estrutura dos lugares.
- Estratégias internas: inclui o uso de imagens mentais, associações e rimas.
- Estratégias externas: inclui o uso de calendários, alarmes, agenda e outros tipos de notificações."

Slide 4.7: Naturalizar emoções e sentimentos

Nota para o profissional: abrir a sessão com a leitura do *slide* 4.7 e complementar com as informações a seguir. Leia antes de explicar para não ficar cansativo.

"A forma como cada um de nós responde ao estresse depende de fatores ambientais, genéticos, experiências de vida, da forma como interpretamos e lidamos com o que está nos acontecendo. Por exemplo, quando percebo que estou com dificuldade de lembrar coisas que aconteceram recentemente, sinto-me angustiado(a) e tenho receio de contar para alguém e essa pessoa dizer algo como: 'é bobagem, todo mundo esquece!'. O meu medo de ser julgado faz com que eu evite falar, para evitar me sentir desqualificado no que sinto ou penso."

"A pandemia afetou a vida de todos nós e tivemos que desenvolver rapidamente estratégias que nos ajudasse a lidar com tanto estresse e mudança. Acontece que o tempo cronológico é diferente do tempo emocional e mesmo após o início da pandemia, nossas emoções ainda podem estar à flor da pele."

"O primeiro passo é entender que as pessoas têm reações diferentes: é possível sentir raiva, tristeza, medo, desesperança, fé, otimismo ou mesmo acreditar que nada está acontecendo. Todos esses sentimentos são naturais e cabíveis nesse momento, portanto, precisamos reconhecer e aceitar nossas emoções!"

"Pode parecer fortalecedor e consolador normalizar as respostas e utilizar essa estratégia de forma independente ou com nossa família e amigos. No processo de normalização dessas respostas, também é importante evitar minimizá-las para nós e para os outros."

"Vamos ver como podemos fazer? Hoje estou me sentindo triste e desanimado, quando encontro um amigo, ele logo percebe que não estou bem pela minha expressão facial e corporal. Eu sei que meu jeito acaba ficando diferente quando me sinto triste. Porém, o amigo ao perceber minha tristeza logo me diz algo como 'não fica assim, tem gente pior do que você, deixa o problema para lá, não fica pensando nele!' Ao ouvir estas coisas, ao invés de ficar chateado com a colocação dele, que afinal pode achar que este é um jeito de me consolar ou me motivar, posso dizer algo como: 'Entendo e agradeço sua preocupação, só preciso de um tempinho para voltar a me sentir melhor.' Esse jeito ou algo parecido faz com que eu não negue o que o amigo percebeu, mas também permite que eu acolha minhas emoções, sem me jogar para baixo."

Slide 4.8: Pedir ajuda e apoio social

"Vamos ver como podemos pedir ajuda. Vivemos cercados de outras pessoas, alguns mais próximos, outros nem tanto. Com cada pessoa desenvolvemos um tipo de vínculo e com algumas nos sentimos mais à vontade para falarmos de nossas necessidades. Fato é que todos nós temos um ponto em que nos sentimos mais desprotegidos e que precisamos de ajuda e apoio. Passar pela experiência da covid-19 e pelas dificuldades que ela causou pode deixar as pessoas mais fragilizadas.

Já vimos que é bastante importante reconhecer nossas emoções e dificuldades como algo natural e válido. Agora, vamos discutir a importância de pedir e contar com o apoio das pessoas.

Antes de pedir ajuda para as pessoas, é importante lembrar que é difícil entender algo que não conseguimos ver. Por isso que é difícil entender um problema de memória, a fadiga mental, a dificuldade de prestar atenção e tantos outros problemas cognitivos.

Uma vez que as pessoas não entendem o que acontece, dificilmente elas saberão ajudar. Por isso, é importante que você saiba explicar o que passou a acontecer dentro da sua cabeça depois da covid-19. Estão apresentadas a seguir algumas situações comuns e um exemplo de como você pode pedir ajuda para alguém."

Slide 4.9: Como pedir ajuda

Nota ao profissional: fazer a leitura do *slide* 4.9.

- "Desde a covid-19 eu tenho esquecido as coisas com mais facilidade. Você poderia me ajudar a lembrar do que combinamos?"
- "Eu tenho esquecido as palavras bem na hora que vou usá-las, fico envergonhado e daí eu quero parar a conversa imediatamente. Se eu esquecer uma palavra, você poderia me ajudar dando um sinônimo ou uma pista para eu me lembrar?
- "Às vezes pode acontecer também de eu me perder no meio da conversa, por distração ou porque eu perdi o fio da meada. Se isso acontecer, você poderia me dizer o que estávamos falando? Por exemplo, ajudaria se você me dissesse algo como 'você estava me dizendo sobre seu final de semana quando se perdeu...'"

Slide 4.10: Continuação do slide 4.9

"Eu passei a ter fadiga mental; é um cansaço muito grande que surge depois que eu fiz algum esforço mental. Eu me sinto como um celular com a bateria viciada: descarrego rapidamente e preciso de mais tempo para recarregar. É por isso que eu preciso descansar mais vezes e fazer uma coisa de cada vez para não esgotar minha energia rapidamente."

"Você poderia repetir o que falou? Eu não consegui entender."

"Eu tenho tido dificuldade para prestar atenção e me distraio com qualquer coisinha. Por isso, podemos abaixar o som/ir para um lugar mais silencioso ou conversar quando tiver menos gente por perto, ou ainda, eu vou me concentrar aqui para fazer essa atividade, podemos conversar depois?"

Slide 4.11: Práticas de meditação, relaxamento e atenção plena

"As práticas meditativas propõem que prestemos mais atenção ao momento presente e menos atenção nas distrações, nos pensamentos e nas coisas que acontecem ao nosso redor. Quando conseguimos focar nossa mente agora, nos afetamos menos com distrações, sofrimentos e vemos as coisas de forma mais equilibrada.

"Todos esses efeitos vêm a partir da mudança na nossa respiração e na nossa mente. A meditação é simples, pode ser feita em qualquer lugar. Você pode usar um vídeo do Youtube®, um aplicativo ou participar de um grupo de pessoas que também meditem."

Nota ao profissional: escolher um *link* na internet, bem curtinho e propor a meditação.

Slide 4.12: Modificações no ambiente

"Pequenas mudanças na disposição do ambiente em que estamos podem ser úteis para diminuir as dificuldades encontradas. Deixar o local mais silencioso e tirar estímulos distratores podem ajudar na concentração e atenção. Do mesmo jeito, deixar o ambiente preparado para alguma atividade pode aumentar a chance de ela ser feita ou ainda pode aumentar o prazer em fazê-la."

"Por exemplo, deixar a roupa da ginástica separada pode facilitar a realização dela, ou ainda, deixar o ambiente menos iluminado e silencioso pode te ajudar a dormir. Vocês já têm feito algo neste sentido? Alguém gostaria de compartilhar?"

Slide 4.13: Manter contato social

"Além de pedir ajuda para as pessoas, podemos pedir também o apoio delas para que os laços sociais não sejam afrouxados. Assim, podemos fazer esforços para manter contato social, como por exemplo combinar de fazer uma refeição em família com certa frequência."

Slide 4.14: Estratégias com lápis e papel

"Estratégias com lápis e papel são todas aquelas que usam algum tipo de anotação, por exemplo: escrever recados em um bloco de notas, usar uma agenda impressa, criar uma lista de compras ou uma lista com instruções para uma tarefa. Esse tipo de estratégia auxilia na memória, na organização e na solução de problemas."

"Quando usamos uma estratégia simples e eficaz, nos sentimos mais seguros e confiantes."

"Vamos separar um caderninho ou bloquinho com um lápis ou caneta e deixar de fácil acesso?"

Slide 4.15: Revisão

"Vamos falar um pouquinho o que cada um consegue lembrar desta sessão? Quais estratégias vocês não conheciam ou gostaram mais, ou ainda, qual fez mais sentido para cada um de vocês?"

SESSÃO 5 – PSICOEDUCAÇÃO SOBRE ATENÇÃO

Slide 5.1: Apresentação do tema – vamos falar sobre atenção?

"Nesta sessão trabalharemos alguns conceitos cognitivos. Vamos entender quais são esses conceitos e como podemos percebê-los no nosso dia a dia."

Slide 5.2: Sondagem cognitiva

"E aí, pessoal, algo mudou da nossa primeira sessão até esta? Quem está fazendo uso das estratégias já conseguiu perceber alguma melhora quanto às dificuldades inicialmente enfrentadas?"

Slide 5.3: Atenção

"Na sessão passada conversamos sobre estratégias gerais que podem ajudar a lidar com as dificuldades atuais. Na sessão de hoje vamos conversar sobre como nossa atenção funciona."

Nota ao profissional: fazer a leitura do *slide* 5.3.

"Podemos nos distrair com muitas coisas que acontecem no ambiente ou que acontecem 'dentro da nossa cabeça'."

Slide 5.4: Quais tipos de problemas podem acontecer

"Por exemplo, durante uma conversa, fico pensando em algum problema que está acontecendo em casa e com isso não consigo prestar atenção no que a pessoa está falando. Sensações físicas também podem atrapalhar nossa atenção, como fome, dor, cansaço e problemas de saúde."

Slide 5.5: Dificuldades atencionais em pessoas que tiveram covid-19

"Pessoas que tiveram covid-19 reclamam que a atenção está diferente do que era. Muitas delas relatam que se sentem funcionando no 'piloto automático', de forma aérea e sem muita atenção. Outras contam que têm a impressão de que passam por lapsos rápidos, quando ficam 'desligadas' e não conseguem lembrar o que fizeram ou o que falaram."

"As dificuldades atencionais também podem vir como uma sensação de confusão e atordoamento, como se houvesse uma nuvem ou neblina sobre o pensamento, dificultando a maneira de organizá-lo. Essa sensação de atordoamento mental também pode surgir pelo impacto que a covid-19 causou em outros órgãos do nosso corpo. Por exemplo, como é possível se concentrar sentindo cansaço para respirar ou sentindo dor de cabeça?"

"Alguém no grupo passou por alguma experiência parecida? Gostariam de compartilhar?"

Slide 5.6: Processos atencionais

"As dificuldades de atenção podem parecer muito diferentes entre si por dois motivos: o primeiro é que o nosso cérebro está todo conectado entre si, então, uma dificuldade que parece ser de atenção pode ser em consequência de um problema de memória. O outro motivo é que existem vários tipos de atenção."

Slide 5.7: Alerta

"O primeiro ponto importante para prestar atenção é estar acordado. Uma vez que estamos acordados, ainda demoramos um tempo para ficar atentos, em alerta. Esse tempo é individual, uma vez que algumas pessoas acordam e instantaneamente ficam ágeis, como se 'ligassem na tomada' e outras demoram um tempo para realmente ficarem atentos, como se estivessem sendo aquecidas em um forno à lenha."

"Depois disso, o segundo passo para prestarmos atenção em algo é selecionar e controlar os estímulos que são relevantes para direcionar nossa atenção e garantir uma interação com o ambiente. Quando selecionamos no que vamos prestar atenção, ignoramos os outros estímulos."

"E para vocês, precisam de mais tempo ou já acordam em alerta?"

Slide 5.8: Como prestamos atenção nas coisas

"E o terceiro passo diz sobre como prestamos atenção nas coisas, ou seja, eu escolho no que prestar atenção e essa escolha decorre do meu interesse, motivação e expectativa em relação a algo."

"Sabe aquela famosa frase 'você só presta atenção no que você quer'? Sim, é verdade que direcionamos nossa atenção e ficamos atentos ao que temos interesse. Isso acontece com todo mundo e é natural, essa é chamada de atenção seletiva."

Slide 5.9: Atenção concentrada

"Nesse tipo de atenção, podemos selecionar algo sem nos distrairmos, efeito chamado de concentração. Por exemplo, no momento que alguém nos chama, prestamos atenção na pessoa e, momentaneamente, não prestamos atenção a nada que está acontecendo à nossa volta."

"Ainda assim, podemos manter nossa atenção concentrada ao longo de um tempo, por exemplo, para assistir uma aula, um filme, uma palestra ou culto. Manter a atenção ao longo de uma atividade prolongada pode gerar cansaço mental, também chamada de fadiga mental. Esse fenômeno tem sido bastante descrito em pessoas que tiveram a covid-19 e vamos conversar sobre isso no próximo encontro."

Slide 5.10: Atenção alternada

"Outra forma é quando alternamos nossa atenção em dois aspectos, como naquele dito popular: 'um olho no gato, outro no peixe'."

Slide 5.11: Funcionamento automático

"Temos uma forma de prestar atenção nas coisas, que é chamada de funcionamento automático. Uma característica da atenção automática é que ela pode decorrer de estímulos que surgem de forma inesperada, por exemplo um barulho, uma luz intensa, algo muito colorido. Estímulos estes que roubam nossa atenção. Também colocamos nossa atenção no modo automático quando temos bastante familiaridade com a tarefa."

Slide 5.12: Funcionamento automático

"Por exemplo: dirigir, digitar e fazer o caminho de ida para o trabalho. Podemos fazer uma atividade automática durante a realização de uma outra tarefa, sendo que uma delas envolve atenção controlada e a outra, não. Por exemplo, enquanto dirijo, que é uma atividade automática, presto atenção na conversa que estou tendo com quem está no banco do passageiro, o que é uma atenção controlada."

Slide 5.13: Treinar atenção

"A boa notícia é que é possível treinar a atenção para realizar uma atividade, desde que seja uma tarefa que cause interesse e que a pessoa compreenda como sua atenção funciona, pois assim conseguirá observar quando a atenção desviou e o que deve fazer para retomar a atividade. O uso de estratégias também pode driblar as dificuldades de atenção e podem até ajudar a tarefa ficar mais automática, demandando menos energia, esforço e menos atenção."

"Vamos ver quais seriam essas estratégias?"

Slide 5.14: Tipos de estratégia

"Existem vários tipos de estratégia: podemos usar algo externo, como uma agenda ou alarme, ou fazer uma mudança no ambiente físico, como por exemplo deixar menos objetos à vista. Ou podemos usar recursos internos, como fazer rimas, associações e pedir ajuda para quem está próximo. A partir desta sessão, vamos trazer exemplos de problemas comuns e possíveis estratégias para lidar com eles."

Slide 5.15: Problemas de atenção

"Vamos discutir problemas atencionais comuns no nosso dia a dia. Às vezes nos distraímos facilmente ou temos dificuldade para seguir uma instrução até o fim, ou ainda achamos difícil manter uma conversa."

Slide 5.16: Problemas de atenção

"A impulsividade, ou seja, fazer as coisas sem pensar, de modo muito rápido, também faz com que possamos ter distrações e falhas. Manusear o dinheiro sem ficar atento é um perigo e se não prestamos atenção em algo, será difícil memorizar aquela informação."

Slides 5.17 a 5.19: Exemplos de problemas e estratégias.

Nota ao profissional: escolha de acordo com o grupo uma das hipóteses e estratégias para serem trabalhadas.

Slide 5.20: Revisão

"Vimos várias dificuldades de atenção e algumas estratégias para driblá--las, alguém ficou com alguma dúvida? Alguém gostaria de compartilhar algo? Sugerir algo novo?"

Nota ao profissional: aproveitar os *slides* 5.17, 5.18 e 5.19 caso não tenha conseguido esgotar o conteúdo.

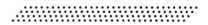

SESSÃO 6 – FADIGA

Slide 6.1: Apresentação do tema – fadiga
"Na sessão passada conversamos sobre como nossa atenção funciona, os tipos que existem e as dificuldades surgidas pós-covid. No encontro de hoje, vamos conversar sobre uma dificuldade comum e que pode atrapalhar a rotina de muita gente: a fadiga mental."

Slide 6.2: Sondagem cognitiva
"Antes de iniciarmos o tema de hoje, vamos ver se houve alguma evolução no processo que estamos trabalhando. Alguém poderia compartilhar?"

Slide 6.3: Fadiga
Nota para o profissional: o *slide* 6.3 pode ser lido.

Slide 6.4: Como acontece a fadiga
"Nosso cérebro consome energia para controlar e manter nossa atenção ao longo do tempo, porém, quando ela acaba nos sentimos cansados e apresentamos fadiga mental. A fadiga mental aparece depois de realizar esforço, como prestar atenção e raciocinar por muito tempo."

Slide 6.5: Sinais de fadiga
"Nem sempre é fácil identificar que está com fadiga mental, mas aprendendo e observando os sinais que seu corpo dá, isso ficará mais fácil. Os sinais de fadiga podem incluir muito cansaço e dificuldade para fazer as coisas do dia a dia, como se você estivesse desmotivado ou se arrastando. Você sentirá também falta de energia para fazer coisas do seu cotidiano e com isso vem a sensação de sonolência, de estar fraco e desmotivado. Mesmo descansando, você perceberá que o cansaço não foi embora."

Slide 6.6: Sinais de fadiga 2

"A fadiga também pode piorar as dificuldades cognitivas surgidas após a covid-19 e assim a pessoa pode ficar mais esquecida, irritada, deprimida, distraída ou com dificuldade para achar as palavras no meio de uma conversa."

Slide 6.7: O que fazer quando está com fadiga

"Outra maneira de perceber que está fadigado é atentar às atividades que está fazendo. Quando fadigados, passamos a fazer coisas no modo automático e que não demandam tanta atenção. Por exemplo, tem gente que quando está fadigada mentalmente vai limpar a casa, ouvir música, mexer no celular ou fica na frente da TV, assistindo algo sem prestar muita atenção. A pessoa fica 'de corpo presente', mas o pensamento está bem longe."

Slides 6.8 e 6.9: Pensamentos distorcidos

"Além disso, quando as pessoas estão fadigadas, elas costumam distorcer o pensamento que têm sobre si, são mais exigentes, críticas ou se depreciam mais. Por exemplo, tem gente que pensa que é um inútil, que não há motivo para se cansar tanto, que virou um preguiçoso, que não era assim antes de ter covid-19 e que por isso precisa se esforçar mais ou não se render ao cansaço."

"Vamos ver alguns tipos de pensamentos distorcidos."

Nota ao profissional: ler *slides* 6.8 e 6.9.

Slide 6.10: Pensamentos gatilhos

"Esses pensamentos podem ser gatilhos para que a pessoa se force a fazer mais coisas em um dia que está se sentindo um pouco mais disposta. Com isso, ela entra em um efeito em que 'quanto mais ela faz, mais se cansa; quanto mais cansada, mais tempo demora para se recuperar da fadiga'."

Slide 6.11: Interromper ciclo da fadiga

"O efeito de ficar fadigado interfere no nosso funcionamento psicológico e, então, começa um ciclo que se não for interrompido vai se tornando cada vez pior. Veja como: quando fadigados, deixamos de fazer nossas atividades ou ainda fazemos com mais esforço ou menos qualidade. Isso interfere no nosso humor, pois nos sentimos tristes, ansiosos ou irritados. A diminuição das atividades e a piora do humor faz com que nos sintamos ainda mais cansados, tanto psicológica quanto fisicamente."

Slide 6.12: A fadiga é também uma consequência da covid-19

Nota ao profissional: ler o slide 6.12 e complementar.

"Existem quatro estratégias fundamentais para perceber e controlar a fadiga, vamos conhecê-las!"

Slide 6.13: Estratégias para controlar a fadiga

"Observe os sinais do seu corpo."

Slide 6.14: Fadigômetro

"Vamos mensurar o seu nível de cansaço no fadigômetro. A partir do sinal amarelo, é importante realizar tarefas curtas e que não demandem tanta concentração ou esforço mental."

Nota ao profissional: interação com o grupo. "Quem quer compartilhar um exemplo de atividade para que possamos avaliar o quanto ela nos afeta?"

Slide 6.15: Fadigômetro

Slide 6.16: Respeitar nível de cansaço

"Vamos ver algumas formas de evitarmos o cansaço excessivo."

Slide 6.17: Planeje o dia

"É importante planejarmos nosso dia. Podemos colocar nossas atividades em uma lista, na agenda ou em um calendário. Precisamos priorizar sempre o que é importante em primeiro lugar, então, para que isso possa acontecer em primeiro lugar é necessário estabelecer a hora de dormir e de acordar. Organizar a rotina é essencial, não se esquecendo de horários de remédios e alimentação. Se alguém quiser trazer na próxima semana um exemplo de lista de organização, será muito bem-vindo. Vamos ver agora um exemplo."

Slide 6.18: Exemplo de rotina

Slide 6.19: Revisão

"Ficou alguma dúvida sobre fadiga? Alguém quer colocar algo que seria importante de discutirmos?"

SESSÃO 7 – PSICOEDUCAÇÃO SOBRE SISTEMAS DE MEMÓRIA

Slide 7.1: Apresentação do tema
Psicoeducação sobre sistemas de memória.

Slide 7.2: Sondagem cognitiva
"Pessoal, alguma percepção de mudança nesta semana que passou?"

Slide 7.3: Memória
"Nas sessões passadas conversamos sobre algumas estratégias para fadiga e atenção. No encontro de hoje, vamos conversar sobre como nossa memória funciona."

"A memória é bastante relacionada com a atenção. Para aprendermos algo, precisamos estar atentos e alertas. Assim, adquirimos a informação e a deixamos guardada no nosso cérebro. Ela fica lá armazenada até o momento que precisamos lembrar do que aprendemos. Todas essas etapas fazem parte do que denominamos memória, ou seja, é a capacidade de aprender, guardar e lembrar de uma informação."

Slide 7.4: Aprender e lembrar
"Podemos aprender e lembrar coisas bem diferentes, por exemplo: uma viagem maravilhosa, da receita de um bolo, do número do meu CPF; também posso lembrar de como dirijo um carro, passos de dança ou quando faço uma atividade prazerosa."

Slide 7.5: Como eu recordo as lembranças?
"Essas lembranças são recordadas de formas diferentes: algumas delas são formadas por tarefas que foram treinadas e vem à mente de forma automática, como dirigir um carro."

"Já outras precisam ser resgatadas e declaradas com um pensamento, como 'calma, deixa eu lembrar como foi'."

"Esse tipo de memória é também chamado popularmente de 'memória recente' e é a que geralmente é afetada por problemas e esquecimento. É bastante comum esquecer os eventos recentes com mais facilidade do que os que já aconteceram há bastante tempo."

Slide 7.6: Fortalecer o registro em nossa cabeça

"Cada vez que relembramos um fato ocorrido, fortalecemos o registro dessa informação na nossa cabeça, portanto, o que já lembramos muitas vezes é consolidado com mais intensidade."

"Alguém gostaria de compartilhar uma lembrança?"

Slide 7.7: Três coisas importantes

Nota para o profissional: ler o *slide 7.7*.

"Então, até o momento vimos três coisas importantes: a atenção é importante para aprender e lembrar das coisas; podemos lembrar das coisas de forma automática ou parando para pensar sobre elas; a memória pode ser reforçada cada vez que o fato é recordado."

Slide 7.8: Memória do aqui e agora

"Outro ponto importante é destacar que existem diferentes tipos de memória. Existe a memória do 'aqui e agora', tecnicamente conhecida como memória de curto prazo e memória operacional. É aquela memória que usamos para processar uma informação enquanto realizamos a tarefa; depois que usamos, ela é descartada."

Slide 7.9: Exemplo de memória do aqui e agora

"Por exemplo, esse tipo de memória é recrutada quando chamamos um motorista de aplicativo e tentamos memorizar a placa do carro. Depois que usamos a informação, geralmente ela some da nossa cabeça e por isso ela é chamada de memória do 'aqui e agora'. Essa memória tem uma capacidade limitada, uma vez que não dá para manter várias coisas na cabeça ao mesmo tempo."

Nota ao profissional: o conceito de memória operacional pode ser compreendido de forma lúdica a partir de atividades em grupo. Por exemplo, você pode pedir para que os participantes digam, um por vez, o nome de uma pessoa querida e uma data importante para eles. O próximo participante fala as informações ditas pelos participantes anteriores, ou seja, se ele for a segunda pessoa a falar, falará das informações da primeira pessoa e das suas. E assim por diante. Caso o número de participantes seja pequeno, o terapeuta pode aumentar a quantidade de informações a serem ditas (p. ex.: signo, cantor favorito, nome de animal de estimação e cor favorita).

Slide 7.10: Influência de alguns fatores na memória do "aqui e agora"

"Uma das coisas que influenciam nossa memória do 'aqui e agora' é a ansiedade. Por exemplo, uma pessoa que está preocupada direciona sua atenção para a resolução do problema e, assim, tende a ter menos foco no que está fazendo naquele momento."

"Outra coisa que pode comprometer esse tipo de memória são as distrações e dificuldades de seguir o plano que havia pensado. Por exemplo, você está indo regar as plantas e recebe uma ligação para confirmar uma consulta. Você prontamente atende, confirma e quando desliga o telefone já não lembra mais o que ia fazer: 'Nossa, o que eu ia fazer?'"

Slides 7.11 e 7.12: Exemplos de problemas e estratégias

Nota ao profissional: escolha de acordo com o grupo uma das hipóteses e estratégias para serem trabalhadas.

Slide 7.13: Revisão

"Vocês ficaram com alguma dúvida sobre a memória do 'aqui e agora'? Querem compartilhar alguma experiência?"

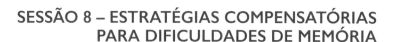

SESSÃO 8 – ESTRATÉGIAS COMPENSATÓRIAS PARA DIFICULDADES DE MEMÓRIA

Slide 8.1: Estratégia compensatória para dificuldade de memória
"Oi, pessoal, na sessão de hoje iremos trabalhar algumas estratégias para dificuldade de memória."

Slide 8.2: Sondagem cognitiva
"Nas últimas semanas, quanto suas dificuldades de memória, organização e atenção te incomodaram?"

Slide 8.3: Problemas de memória e estratégias
"Na sessão passada conversamos sobre como funciona nossa memória: quais são os tipos e como elas podem ser afetadas pela atenção, pela ansiedade e pela covid-19."
"Nesta sessão, vamos conversar sobre estratégias que podemos usar para diminuir o impacto do esquecimento. Vamos pensar juntos sobre problemas comuns e treinar algumas estratégias."

Slide 8.4: Problema 1 – Lembrar de coisas que vão acontecer no futuro
"Realizar coisas no futuro requer uma intenção clara, por exemplo: 'encontrarei minhas amigas no domingo, iremos ao parque'. A memória do futuro inclui ter um desejo ou intenção de fazer algo que ocorrerá após a passagem do tempo."

Slide 8.5: Pista externa
"Para lembrar essa intenção, podemos usar pistas externas vindas do ambiente, como ver o caixa eletrônico e lembrar-se de sacar dinheiro ou pedir para que alguém te lembre de pagar a conta."

Slide 8.6: Pista interna

"Podemos usar também pistas internas, como por exemplo ficar repetindo mentalmente o que precisa ser feito ou se imaginar fazendo a tarefa, como estratégias para se recordar de algo."

Slide 8.7: Estratégias simples ajudam a organizar a rotina

"Fazer anotações ou registros é uma estratégia simples e eficaz para se lembrar de coisas que acontecerão no futuro."

"Fazer anotações também ajuda a recordar o que foi feito no passado, organizar a rotina, liberar a memória e guardar menos coisas na cabeça."

"Quando a cabeça fica com menos coisas para recordar, sobra mais espaço para ela pensar em como resolver problemas e lembrar de outras coisas."

Slide 8.8: O hábito de fazer anotações exige prática e persistência

"O hábito de fazer, consultar anotações e registros exige prática e persistência."

"Veja a seguir algumas dicas para começar a fazer anotações."

Slide 8.9: Onde fazer as anotações e quais informações

"Escolha onde vai fazer as anotações; pode ser em um bloquinho, na agenda, em um pedaço de papel, no bloco de notas do celular ou no WhatsApp®. O importante é que seja uma maneira fácil e prática de consultar sempre que necessário. De maneira geral, fazer registros no papel é mais fácil do que usar uma tecnologia para isso."

"Escolha quais informações serão anotadas na agenda. Por exemplo: data de aniversários, data de consultas médicas, reuniões, entre outros compromissos."

Slide 8.10: Deixar as anotações em local visível

"Outro ponto importante é identificar onde vai deixar suas anotações. O ideal é deixar em um local visível, como a porta da geladeira, a cômoda do quarto ou levá-las consigo."

Slide 8.11: Quando consultar suas anotações

"Identifique quando consultar suas anotações. O ideal é que essa prática seja associada a alguma atividade que já é habitual, por exemplo, conferir a agenda logo após o café da manhã."

Slide 8.12: Identificar se a tarefa foi feita

"Crie uma forma de identificar se a tarefa foi feita. Por exemplo, você pode marcar um 'ok' no que foi realizado, assim terá mais facilidade para lembrar o que aconteceu."

Nota para o profissional: treine em sessão a prática de fazer anotações. A seguir estão listadas algumas estratégias.

Slide 8.13: Treino de semanário

Explique o conceito de semanário que é uma espécie de agenda específica para a semana (consulte o Anexo 10).

SEMANÁRIO

Perío-do	2a feira	3a feira	4a feira	5a feira	6a feira	Sábado	Domingo
	14	15	16	17	18	19	20
Ma-nhã	Dar comida para os cachorros	Dar comida para os cachorros	Dar comida para os cachorros	Dar comida para os cachorros	Dar comida para os cachorros	Dar comida para os cachorros	Dar comida para os cachorros
	Abrir janelas e cortinas	Abrir janelas e cortinas	Abrir janelas e cortinas	Abrir janelas e cortinas	Abrir janelas e cortinas	Abrir janelas e cortinas	Abrir janelas e cortinas
Tarde	Tirar roupa de cama	Tirar lixo de casa	Aniversário da Maria - mandar mensagem para ela	Tirar lixo reciclável	Tirar lixo de casa		
	Levar os cachorros para passear	Levar os cachorros para passear	Levar os cachorros para passear	Levar os cachorros para passear	Ler trecho de um livro ou postagem	Levar os cachorros para passear	Levar os cachorros para passear
Noite	Dar comida para os cachorros	Dar comida para os cachorros	Dar comida para os cachorros	Dar comida para os cachorros	Dar comida para os cachorros	Dar comida para os cachorros	Dar comida para os cachorros
	Tomar remédio	Tomar remédio	Tomar remédio	Tomar remédio	Tomar remédio	Tomar remédio	Tomar remédio

Ao acordar, para "abrir" o dia: fazer um círculo em volta do dia da semana, antes de dormir, "feche" o dia marcando um X.

SESSÃO 8 — ESTRATÉGIAS COMPENSATÓRIAS PARA DIFICULDADES DE MEMÓRIA

- Mostre as sete colunas verticais, cada uma para um dia da semana. Em seguida, peça para o participante colocar os dias, dias do mês correspondentes aos dias da semana vigente.
- Incentive o participante a escolher algumas atividades para serem incluídas no semanário. Não é necessário ter atividade para todos os dias, nem tampouco várias no mesmo dia. Exemplos de atividades: retirar lixo, lavar os cabelos, fazer barba, ir à feira, participar da terapia...
- Decida com o paciente onde o semanário será colocado e em que momento do dia ele será consultado.

Slide 8.14: Treino de agenda semanal

Hora	Segunda	Terça	Quarta	Quinta	Sexta	Sábado	Domingo
7-8	Café	Café Médico	Café	Café	Café	Café	Café
8-9	Caminhada		Cami-nhada		Cami-nhada	Fazer compras	
9-10							Parque
10-11							
11-12	Preparar almoço	Preparar almoço	Preparar almoço	Preparar almoço	Preparar almoço	Preparar almoço	
12-13							
13-14							
14-15				Pagar contas			
15-16	Lanche	Lanche	Lanche	Lanche	Lanche		
16-17							
17-18							
18-19		Tirar o lixo		Tirar o lixo			
19-20	Jantar	Jantar	Jantar	Jantar	Jantar		
20-21	Assistir filme						
21-22	Tomar remédio	Tomar remédio	Tomar remédio	Tomar remédio	Tomar remédio	Tomar remédio	Tomar remédio
22-23							

O uso de agenda semanal (Anexo 11) é aconselhado para aquelas pessoas que já tem alguma familiaridade com o uso do semanário ou mesmo de bloquinho de anotação.

Os passos são parecidos com os do treino de semanário e começam com a explicação do conceito de agenda semanal, que é uma agenda que tem todos os dias da semana na mesma folha, facilitando a compreensão de todas as atividades que serão feitas ao longo da semana. Após o passo inicial, as atividades são escolhidas e inseridas na semana. Também é escolhido o local onde a agenda ficará e explicada a importância de marcar ok após realizar a tarefa.

Slides 8.15 a 8.20: Uso do WhatsApp®

O WhatsApp® é uma ferramenta que ficou bastante conhecida pela sua praticidade em enviar e receber mensagens. Ela também pode ser usada como um auxílio para a memória, a partir da criação de um grupo que servirá como um registro de informações, pensamentos, *links* salvos e outras coisas importantes. Para a criação do grupo de WhatsApp®, seguir os passos dos *slides* (Anexo 8).

Slide 8.21: Problema 2 – Lembrar de acontecimentos

"Esquecer faz parte da vida cotidiana, alguns são corriqueiros e não causam um prejuízo tão grande, por exemplo, esquecer de tirar o lixo. Outros esquecimentos podem causar um impacto maior, como, esquecer de abastecer o carro, não levar o bilhete de transporte, esquecer a chave de casa, entre outros."

"Duas coisas ajudam a diferenciar um esquecimento trivial de um esquecimento associado a um problema de saúde: a frequência com que acontecem e suas consequências para a vida diária. Geralmente no esquecimento associado a um problema de saúde ele se dá por completo, mesmo com o uso de pistas a informação não vem. Por exemplo, não se recordar de ter visto algo ou esquecer partes da história; algumas pessoas que sofrem com isso dizem que suas falhas de memórias se assemelham a páginas de livro que foram arrancadas."

"E para vocês, quais esquecimentos são mais corriqueiros?"

Slide 8.22: Esquecer algo causa raiva e frustração

"Esquecer algo pode provocar emoções desconfortáveis, como raiva e frustração. Elas podem ficar cada vez mais intensas, dependendo do esforço que a pessoa faz para resgatar a informação quando ela quer lembrar."

"Quanto mais a pessoa tenta, mais pressão o cérebro sente. E quando o cérebro está sob pressão, ele tende a fazer coisas automáticas ao invés de coisas que exigem foco, raciocínio e memória. É por isso que, por mais esforço que façamos, só lembramos de um detalhe ou de um nome muito tempo depois de precisar dele. Recordar algo é mais fácil quando estamos relaxados."

Slide 8.23: Estratégias que podem ajudar

Existem alguns aspectos a serem considerados e estratégias que podem ajudar na recordação dos conteúdos:

- "Decida o que é importante lembrar e tente simplificar a informação ao máximo."
- "Associe algo pessoal à informação, assim fica mais fácil lembrá-la."
- "Descanse: é mais fácil lembrar das coisas quando estamos descansados."
- "Fique atento: a atenção é fundamental para recordar de algo depois. Com atenção, ficamos alertas ao que está acontecendo, facilitando a aquisição da informação e consequentemente, a recordação."

Agora vamos ver algumas estratégias que ajudam a lembrar:

- "Preste mais atenção: simplifique, priorize, tire distrações e faça uma coisa de cada vez. Você também pode aumentar a atenção falando ou dando instruções para si mesmo, por exemplo: 'Estou colocando as chaves na gaveta da mesinha' ou 'estou fechando as janelas porque parece que vai chover'."
- "Podemos prestar mais atenção às conversas mantendo o foco no que a pessoa fala, eliminando coisas do ambiente que tiram nossa atenção, fazendo perguntas e parafraseando o que a pessoa disse."

Nota para o profissional: treine em sessão a prática de recordar informações. A seguir estão listados alguns exemplos de recursos que podem ajudar.

Slide 8.24: Atividades

Nota para o profissional: escolha uma das duas opções de atividades a seguir:

- Apresentação de um recado: leia o texto contendo recomendações para a mudança de compromisso (Anexo 12). Peça para o participante recordar o que foi dito e oriente que ele precisará se lembrar da história no final da sessão.
- Prestar atenção à uma instrução e parafrasear para facilitar a compreensão.

Nota ao profissional: apresente uma instrução com diversos detalhes para, em seguida, ensinar o participante a parafrasear o que foi dito.

"Tenho feito revisões nos seus exames e estou preocupado com o seu nível de colesterol. Em agosto do ano passado estava acima de 230. Agora está a 205, mas o objetivo é baixá-lo para menos de 200. Antes receitei medicamentos para reduzir o colesterol, mas, agora, acho que podemos tentar controlar sem medicação. Você precisaria reduzir a ingestão de alguns alimentos, incluindo carnes, ovos, manteiga, queijo e sorvete. Fazer esportes 3 vezes por semana também pode ajudar. Assim, vamos analisando de seis em seis meses."

"O que foi entendido?"

"Deixa eu ver se entendi. O meu colesterol está um pouco alto agora, mas se não comer ovos, manteiga nem alimentos gordos e se fizer exercícios 3 vezes por semana, posso reduzi-lo sem tomar medicação. Veremos daqui a 6 meses. Está bem? Entendi tudo?".

Uma outra maneira de facilitar a compreensão de uma instrução é criar associações. Por exemplo: Maria está no prédio de Psiquiatria do Hospital das Clínicas e foi orientada a ir para o setor sul, porém, ela se confunde com os pontos cardinais. Ela sabe que a saída para a farmácia fica no subsolo, no lado sul. Então, ela associou "sul" a "subsolo" e criou "sulbsolo". Assim, ela se dirige ao elevador que costuma usar para ir à farmácia e consegue chegar facilmente ao setor sul.

Slide 8.25: Problema 3 – Não lembrar o nome das pessoas e coisas

"Dificuldade para lembrar o nome de pessoas é uma das queixas mais frequentes sobre problemas de memória. Temos aprendido que podem ocorrer várias causas para um problema de memória, ou seja, a pessoa pode ter dificuldade em lembrar porque não estava tão atenta enquanto aprendia a informação ou pode ser também porque ela tem um problema de esquecimento."

Slide 8.26: Estratégias

A seguir estão listadas algumas estratégias que podem ajudar a aprender e recordar o nome das pessoas:

- Observe as pessoas e se concentre em características físicas delas: formato do rosto, cor dos olhos, cor e comprimento dos cabelos, por exemplo.
- Tente fazer associações das características da pessoa com o nome dela.
- Durante a conversa, diga o nome da pessoa.
- Ao gravar o contato da pessoa na sua agenda do celular, acrescente alguma informação que pode te ajudar a lembrar da pessoa. Por exemplo, "Ana do HC".

Slide 8.27: Estratégias para dificuldades de memória nível 2 – parte 1

Nota ao profissional: utilizar a tabela do *slide* 8.22.

Slide 8.28: Estratégias para dificuldades de memória nível 2 – parte 2

Nota ao profissional: utilizar a tabela do *slide* 8.23.

Slide 8.29: Estratégias para dificuldades de memória nível 3

Nota ao profissional: utilizar a tabela do *slide* 8.24.

Slide 8.30: Revisão

"Ficou alguma dúvida sobre essa sessão? Alguém gostaria de falar?"

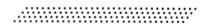

SESSÃO 9 – PSICOEDUCAÇÃO SOBRE FUNÇÕES EXECUTIVAS

Slide 9.1: Apresentação do tema

"Durante nossos encontros temos conversado sobre como nosso cérebro funciona de modo harmonioso, em que cada função cognitiva realiza seu trabalho específico, mas também interage com outras áreas. No encontro de hoje, vamos conversar sobre a função que coordena e controla tudo isso, que funciona como o 'gerente do cérebro' ou tecnicamente conhecido como funções executivas."

Slide 9.2: Sondagem cognitiva

"Na última semana, quanto suas dificuldades de memória, organização e atenção te incomodaram?"

Slide 9.3: O gerente do cérebro

"Um gerente é responsável pelo planejamento, pela organização, pela direção e pelo controle das atividades de uma empresa e, para isso, ele usa a capacidade de liderar, conduzir e coordenar a equipe. O gerente do cérebro faz a mesma coisa: ele orienta nosso comportamento, pensamento e nossa emoção para nos ajudar a alcançar nossos objetivos. O bom funcionamento do 'gerente do cérebro' está relacionado ao grau de autonomia que temos no dia a dia."

Slide 9.4: Estresse e covid-19

"De maneira inversa, problemas de saúde como a covid-19 e o estresse podem afetar o funcionamento do cérebro, fazendo com que ele deixe de funcionar da forma correta. Assim, ao invés de gerenciar, ele passa a agir no modo automático, como se fosse um funcionário desmotivado e atrapalhado."

Slide 9.5: Principais mudanças no gerente do cérebro

As principais mudanças no "gerente do cérebro" podem envolver:

"Mudanças na vontade: diminuição na vontade e espontaneidade. É como se a pessoa ficasse indiferente ou se importasse menos com as coisas. Essa indiferença pode vir acompanhada de tristeza ou depressão, mas também pode acontecer independente disso. Em outras pessoas, essa redução na vontade pode aparecer como uma dificuldade para formular desejos e criar metas."

Slide 9.6: Mudanças no planejamento

"Mudanças no planejamento, na organização e na tomada de decisão: alterações na forma de controlar a atenção, em planejar, controlar o comportamento e lembrar das coisas. Por exemplo, uma pessoa que organizava a mala de viagem com facilidade e após ter a Covid-19, passou a ter prejuízos e gastar muito mais tempo para organizar suas coisas."

Slide 9.7: Aumento da impulsividade

"Aumento da impulsividade: a impulsividade pode ser vista de diferentes maneiras: pode parecer que a pessoa está mais espontânea, mais intensa, com mais urgência para fazer as coisas, pensando menos nas consequências de suas ações ou resistindo menos a tentações. Em alguns casos, a impulsividade já acontecia antes da covid-19, porém, ficou mais intensa."

Slide 9.8: Mudança na forma de monitorar e ajustar seu desempenho

"Mudanças na forma de monitorar e ajustar seu desempenho: pode acontecer da pessoa ter mais dificuldade em perceber e ajustar seu comportamento durante a realização de algumas tarefas. Essa mudança pode acontecer em dois sentidos: no aumento e/ou diminuição do monitoramento. Algumas pessoas podem se sentir ansiosas e passam a monitorar, checar, conferir e revisar tudo para evitar que algum erro aconteça. Outras podem ter dificuldade de perceber as alterações no seu funcionamento ou, ainda que percebam, podem ter dificuldade em saber o que fazer para agir e como ajustar o que deu errado no processo."

Slide 9.9

"Todos esses aspectos são controlados pelas funções executivas, que coordenam e ajustam nossos comportamentos e emoções para conquistar o que desejamos. As funções executivas são também responsáveis pela comunicação com outras áreas do nosso cérebro."

Slides 9.10 e 9.11: Tabelas

Dificuldades de funções executivas nível 1.

Slide 9.12: Revisão

Para usar na revisão: "De forma resumida, o que vocês entenderam da sessão de hoje?"

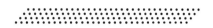

SESSÃO 10 – ESTRATÉGIAS COMPENSATÓRIAS PARA PLANEJAMENTO E ORGANIZAÇÃO

Slide 10.1: Apresentação do tema

"Nas sessões anteriores falamos sobre a memória e sobre o funcionamento do 'gerente do cérebro'. No encontro de hoje, vamos conversar sobre algumas estratégias que podem ajudar a melhorar o planejamento, a organização e a realização das atividades que desejamos fazer. Muitas coisas já foram discutidas em sessões anteriores e ao longo de todos os encontros, reforçando aquela compreensão de que nosso cérebro funciona de forma integrada e que uma estratégia pode ser usada para lidar com diversos problemas."

Slide 10.2: Sondagem cognitiva

"Na última semana, quanto suas dificuldades de memória, organização e atenção te incomodaram?"

Slide 10.3: Organização

"Algumas pessoas veem a organização como um dom, mas fato é que ela é uma habilidade que pode ser desenvolvida. Existem inúmeros materiais, cursos e palestrantes que falam sobre técnicas de organização e que ajudam muitas pessoas. Você pode se tornar mais organizado(a) a partir da reflexão de como é o funcionamento do seu cérebro mesmo após a covid-19. Quando entendemos quais são nossas necessidades e nossa forma de funcionar, fica mais fácil criar e adaptar estratégias. É por isso que algumas delas funcionam para umas pessoas, mas não para outras."

Slide 10.4: Modo automático

"Ao longo dos encontros aprendemos que o nosso cérebro pode passar a funcionar de modo automático quando exposto a níveis elevados de estresse e sobrecarga. Ele passa a economizar energia para dar conta de suas atividades. Esse modo de funcionar está totalmente relacionado com a necessidade de se ter um ambiente organizado, dessa forma não precisaremos gastar energia e tempo para realizar as atividades."

Slide 10.5 Estratégias que podem ajudar na organização

A seguir são apresentadas algumas estratégias que podem ajudar na organização:

- "Central de informação: crie um cantinho na sua casa para deixar as coisas visíveis e com fácil acesso. Pode ser a mesa da entrada, a porta da geladeira ou um cantinho da sala. O importante é que esse lugar seja estabelecido e compartilhado entre todos os moradores, pois assim, quando alguém encontrar um objeto ou precisar deixar um documento, saberá o que fazer."
- "Crie uma rotina: a organização da rotina pode ser feita com o uso do semanário ou de uma agenda, como vimos nos encontros sobre memória. Ao longo do dia fazemos muitas coisas, mas precisamos organizá-las dentro do tempo que temos. Para isso, é preciso que, além daquelas que fazem parte do dia a dia, como por exemplo horário para refeições, sejam colocadas aquelas que não podemos deixar de fazer, por exemplo, ir à consulta médica ou pagar uma conta no banco, determinando horários aproximados. Pagar a conta é uma tarefa que pode ser feita de manhã ou à tarde, mas precisa ser em um período que se considere imprevistos ou atrasos que podem não ter relação com você."

Slide 10.6: Estratégias que podem ajudar na organização

- "Identifique um alvo para melhorar a organização. A organização vai melhorando se você optar por tentar organizar aos poucos, evitando ficar sobrecarregado e se perder com tantas tarefas. Por isso, estabeleça prioridades respondendo à seguinte pergunta: 'O que é mais importante organizar agora?' Ou ainda: 'O que eu precisaria organizar hoje para melhorar a minha rotina?'"
- "Faça anotações! Lembre-se: o cérebro pensa e o papel organiza o que você pensou, assim, poderá executar com maior assertividade. Você pode anotar os seus compromissos na agenda ou no celular e fazer uma lista de tarefas para coisas urgentes."

Slide 10.7: Tomada de decisão

"Tomar decisões faz parte do nosso cotidiano: elas podem ser pequenas e corriqueiras ou maiores e com alto impacto sobre nossas vidas. Cada pessoa segue um padrão para tomar decisões: algumas são mais racionais, enquanto outras são mais emocionais. Ainda assim, aspectos como ansiedade, depressão, raciocínio, experiências passadas e criatividade interferem bastante na tomada de decisão."

Slide 10.8: Queixa após covid-19

Algumas pessoas têm se queixado que após a covid-19 passaram a apresentar dificuldades para tomar decisões. Elas descrevem uma sensação de névoa mental, em que a ideia não surge. É como se a cabeça ficasse com uma "tela em branco", vazia. Outras ainda relatam que a maneira de tomar decisão mudou: ficaram mais impulsivas ou menos racionais.

Slide 10.9: Estratégias para tomada de decisão

A seguir são listadas algumas estratégias que podem ajudar a resolver problemas:

- "Descanse. Ficar pensando nos problemas faz com que a cabeça fique quente e a solução vai ficando cada vez mais distante. Por isso, faça uma lista das coisas que você precisa resolver e vá descansar. Quando você acordar, estará mais descansado e conseguirá resolver de forma mais eficaz."
- "Separe o problema em pequenas partes. Para resolvê-lo, tente separar em etapas, processos ou considere ainda que o problema passará por três estágios: começo, meio e fim. Seguir etapas ajuda a ter sensação de realização ao concluir cada uma delas e, com isso, você ficará mais motivado a seguir em frente."

Slide 10.10: Estratégias que podem ajudar a resolver problemas

"Relembre estratégias prévias que funcionaram. Cada problema apresenta um desafio único, porém, cada vez que solucionamos algo, aumentamos nosso repertório de solução de problemas."

"Peça ajuda. Pergunte para pessoas de sua confiança o que elas fariam na sua situação, pergunte se elas podem te ajudar a pensar ou a resolver o problema."

78 INTERVENÇÃO NEUROPSICOLÓGICA PÓS-COVID-19

Slide 10.11: Desorientação topográfica

"Algumas pessoas passaram a apresentar dificuldades de se localizar e reconhecer lugares conhecidos após serem acometidos pela covid-19. Não lembrar mais o caminho, descer em ponto de ônibus errado, se perder e ficar em dúvida em relação ao sentido que deve ir são queixas comuns. É possível que isso aconteça em função da 'névoa mental' ou ainda por causa da dificuldade de acessar uma informação armazenada quando precisa dela."

"A seguir são apresentadas algumas estratégias que funcionam como treino. Boa parte delas consistem em aprender a ler e interpretar o ambiente e, em seguida, desenhar mapas internos e externos. Como não é possível antever quando o problema acontecerá, é importante treinar."

Slide 10.12: Estratégias de orientação topográfica

- "Treine observação cuidadosa dos lugares. Quando estiver em algum lugar, olhe atentamente ao redor, procurando detalhes e marcas que chamem mais sua atenção."
- "Descreva lugares conhecidos. Imagine-se em lugares conhecidos e que você vá com frequência. Imagine que você está em um ponto do lugar e tente recordar coisas que estão fora do campo visual, como a saída e escada."

Slide 10.13: Estratégias de orientação topográfica

"Estabeleça conexões entre os lugares. Pense na relação entre os objetos de um lugar, por exemplo: 'a janela fica em frente a porta de saída, a mesa fica embaixo da janela do lado esquerdo'."

- Conferir a rota antes de sair de casa.
- Usar aplicativos para te auxiliar, como Google Maps® e Waze®.
- Usar atenção plena durante o trajeto, evitar distratores como ouvir música ou conversar com alguém.

Slides 10.14, 10.15 e 10.16: Tabelas

Dificuldades de funções executivas nível 2.

Slide 10.17: Revisão

"Qual estratégia fez mais sentido para vocês e que vão aplicar no dia a dia?"

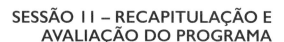

SESSÃO 11 – RECAPITULAÇÃO E AVALIAÇÃO DO PROGRAMA

Slide 11.1: Apresentação do tema
Retomar as últimas estratégias de funções executivas.

Slides 11.2 e 11.3: Recapitulação e avaliação do programa
As estratégias de funções executivas estão nos *slides* 11.2 e 11.3.

Slide 11.4: Experiência no programa
Nota para o profissional: fazer a leitura do *slide* 11.4. Ver Anexo 15.

Instrução: o profissional pedirá para cada participante contar sobre sua experiência no programa, atribuindo uma nota, de 1 (discordo totalmente) a 7 (concordo totalmente), para cada um dos pontos a seguir:

- Graus de satisfação com o programa.
- Angústia durante as sessões do programa.
- Percepção de que o profissional estava genuinamente interessado nele.
- Vontade de dar continuidade ao programa.
- Utilidade das estratégias propostas.
- Utilização das estratégias propostas.

ANEXOS

ANEXO I
CHECKLIST DE ATIVIDADES

ATIVIDADES DE HOJE, DIA ____/____/_____

1.	
2.	
3.	
4.	

ANEXO 2
CHECKLIST DE ATIVIDADES ORGANIZADAS POR PRIORIDADE

ATIVIDADES DE HOJE, DIA ___/___/____

PRINCIPAL ATIVIDADE DO DIA, O QUE PRECISA SER FEITO HOJE!
ATIVIDADE BÔNUS, AQUELA QUE VAI ME TRAZER FELICIDADE POR TER FEITO
SE DER TEMPO …...

ANEXO 3
COMO PROGRAMAR O ALARME NO CELULAR

Vídeo: https://www.youtube.com/watch?v=pNqRM-1aQa0

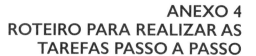

ANEXO 4
ROTEIRO PARA REALIZAR AS TAREFAS PASSO A PASSO

QUAL É O MEU OBJETIVO/O QUE PRETENDO FAZER?
QUAIS SÃO OS PASSOS NECESSÁRIOS PARA REALIZAR A TAREFA? (Liste todos os passos.)
QUAL É A ORDEM DOS PASSOS? (Organize-os em sequência, começando do primeiro até a última atividade que precisa ser feita para atingir seu objetivo.) 1. 2. 3. 4. 5. 6.
PARE: Antes de executar os passos, pergunte-se: você reuniu tudo que precisava? PENSE: Você sabe como fazer todos os passos? PLANEJE: Reúna objetos, revise o conhecimento e peça ajuda para aprender algum ponto
HORA DE EXECUTAR! Inicie as ações seguindo a ordem estabelecida acima Só passe para a próxima etapa se a primeira for concluída.
PLANO B: Nem sempre as coisas saem como desejamos. Anote aqui pensamentos, ideias e uma maneira diferente que você pensou que poderia ser usada para realizar a tarefa.

ANEXO 5
RELAXAMENTO

Áudio: https://www.youtube.com/channel/UCpRGvNR6HBa-u-qZg1FePEg

ANEXO 6
FADIGÔMETRO

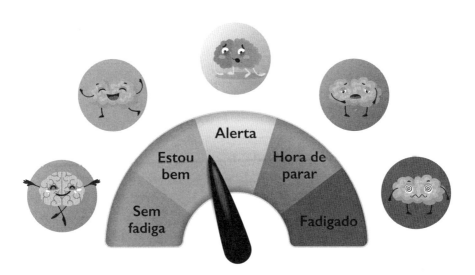

ANEXO 7
COMO REALIZAR UMA CONSULTA OU BUSCA NO GOOGLE®

1. "Selecione o ícone do aplicativo Google®."

2. "Digite o que você deseja pesquisar."

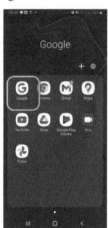

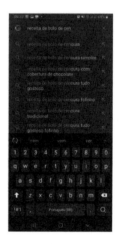

3. "Após escrever, clique no ícone de lupa."

4. "Abrirá uma página com várias opções com o tema que você digitou, é só clicar em cima do título em azul."

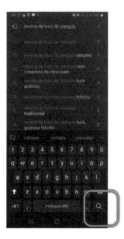

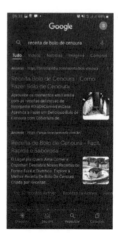

ANEXO 8
COMO CRIAR UM GRUPO NO WHATSAPP®
PARA AJUDAR A LEMBRAR DAS COISAS

1. "Selecione o ícone do Whatsapp®."

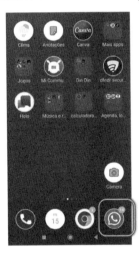

2. "Selecione os três pontinhos."

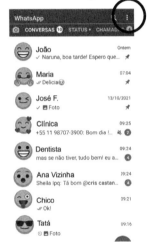

3. "Selecione a opção Novo grupo."

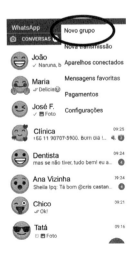

4. "Procure um contato de sua segurança."

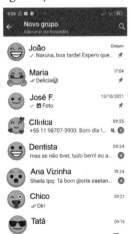

5. "Pesquise e selecione o nome de um contato de sua confiança."

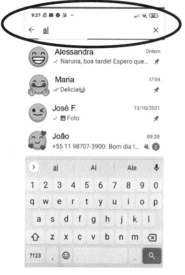

6. "Selecione a seta verde."

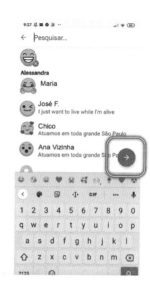

7. "O grupo está quase pronto."

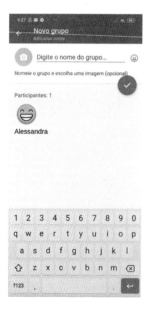

8. "Digite um nome para seu grupo. Aperte o botão ✓ para salvar."

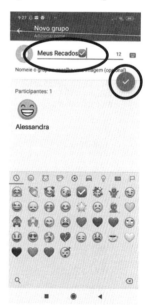

ANEXO 8   89

9. "Clique em cima do nome do grupo que você criou."

10. "Selecione o nome do contato que está no grupo."

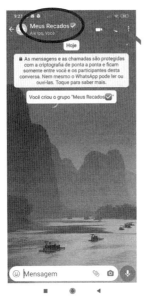

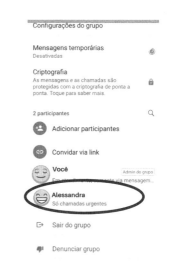

11. "Para remover um contato do grupo, selecione a opção."

12. "Selecione a opção OK."

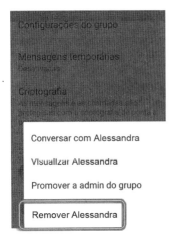

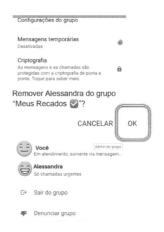

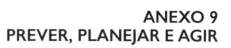

ANEXO 9
PREVER, PLANEJAR E AGIR

1. PARAR: Qual é seu objetivo mesmo?
2. PREVER: Como você acha que vai se sair na tarefa? (Tempo estimado, dificuldades.)
3. PLANEJAR: Como você planeja realizar a tarefa? Organize os passos na sequência
4. AGIR: Hora de pôr o plano em prática!
5. OBSERVAR: Descreva o que aconteceu de bom, de ruim e o que foi desafiador. Evite julgar e se criticar, apenas observe como aconteceu.
6. AVALIAR: O que você achou do seu modo de realizar a tarefa e do resultado final?
7. APRENDER: O que você aprendeu sobre si, sobre suas habilidades e estratégias?

ANEXO 10
SEMANÁRIO

SEMANÁRIO

Perío-do	2a feira	3a feira	4a feira	5a feira	6a feira	Sábado	Domingo
	14	15	16	17	18	19	20
Ma-nhã	Dar comida para os cachorros	Dar comida para os cachorros	Dar comida para os cachorros	Dar comida para os cachorros	Dar comida para os cachorros	Dar comida para os cachorros	Dar comida para os cachorros
	Abrir janelas e cortinas	Abrir janelas e cortinas	Abrir janelas e cortinas	Abrir janelas e cortinas	Abrir janelas e cortinas	Abrir janelas e cortinas	Abrir janelas e cortinas
Tarde	Tirar roupa de cama	Tirar lixo de casa	Aniversário da Maria - mandar mensagem para ela	Tirar lixo reciclável	Tirar lixo de casa		
	Levar os cachorros para passear	Levar os cachorros para passear	Levar os cachorros para passear	Levar os cachorros para passear	Ler trecho de um livro ou postagem	Levar os cachorros para passear	Levar os cachorros para passear
Noite	Dar comida para os cachorros	Dar comida para os cachorros	Dar comida para os cachorros	Dar comida para os cachorros	Dar comida para os cachorros	Dar comida para os cachorros	Dar comida para os cachorros
	Tomar remédio	Tomar remédio	Tomar remédio	Tomar remédio	Tomar remédio	Tomar remédio	Tomar remédio

Ao acordar, para "abrir" o dia: fazer um círculo em volta do dia da semana, antes de dormir, "feche" o dia marcando um X.

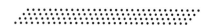

ANEXO 11
AGENDA SEMANAL

Hora	Segunda	Terça	Quarta	Quinta	Sexta	Sábado	Domingo
7-8	Café	Café Médico	Café	Café	Café	Café	Café
8-9	Caminhada		Caminhada		Caminhada	Fazer compras	
9-10							Parque
10-11							
11-12	Preparar almoço	Preparar almoço	Preparar almoço	Preparar almoço	Preparar almoço	Preparar almoço	
12-13							
13-14							
14-15				Pagar contas			
15-16	Lanche	Lanche	Lanche	Lanche	Lanche		
16-17							
17-18							
18-19		Tirar o lixo		Tirar o lixo			
19-20	Jantar	Jantar	Jantar	Jantar	Jantar		
20-21	Assistir filme						
21-22	Tomar remédio	Tomar remédio	Tomar remédio	Tomar remédio	Tomar remédio	Tomar remédio	Tomar remédio
22-23							

ANEXO 12
TEXTO COM INSTRUÇÕES PARA MUDANÇA DE COMPROMISSO

Maria Rita / estava animada / para comemorar o aniversário da sua melhor amiga / Joana. / Ela resolveu fazer um bolo, / mas percebeu que não tinha leite. / Maria Rita pegou o carro / e foi para o supermercado /. Na rua das flores passou em um buraco / e o pneu do carro furou / ela ligou para o seguro /, que informou que demoraria 35 minutos para chegar. Maria Rita ligou para o pai que não atendeu o telefone / ligou para a sua amiga que sempre a ajudava nestes momentos / a amiga chegou e auxiliou na troca do pneu / foram ao supermercado / compraram o leite / retornaram para casa / fizeram o bolo / Maria Rita começou a cantar os parabéns / Joana se emocionou / pois pensou que a amiga havia esquecido seu aniversário.

ANEXO 13
ESCALA VISUAL PARA MEDIR O INCÔMODO DECORRENTE DAS DIFICULDADES COGNITIVAS

Na última semana, quanto suas dificuldades de memória, organização e atenção te incomodaram?

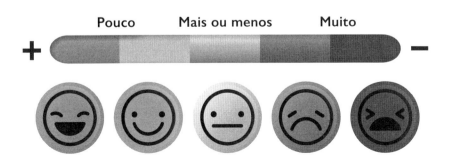

ANEXO 14
QUALIDADE DE VIDA PÓS-COVID-19 (COV 19-QOL)

Instrução	Tradução 1a pessoa	Tradução 2a pessoa	Tradução 3a pessoa
Please, choose the number that best represents the degree of your agreement with the statements provided below. Please, keep in mind that your estimates reflect your feelings and thoughts during the past seven days.	Por favor, escolha o número que melhor representa o grau de acordo com as declarações fornecidas abaixo. Por favor, tenha em mente que as suas estimativas refletem os seus sentimentos e pensamentos durante os últimos sete dias	Escolha o número que melhor representa o grau de sua concordância com as afirmações abaixo. Por favor, tenha em mente que suas estimativas refletem seus sentimentos e pensamentos durante nos últimos sete dias.	Por favor, escolha o número que melhor representa o grau de acordo com as declarações fornecidas abaixo. Por favor, tenha em mente que as suas estimativas refletem os seus sentimentos e pensamentos durante os últimos sete dias.
Item			
1. *I think my quality of life is lower than before*	Penso que a minha qualidade de vida é inferior à anterior	Eu acho que a minha qualidade de vida está pior do que antes	Penso que a minha qualidade de vida está pior do que antes
2. *I think my mental health has deteriorated*	Penso que a minha saúde mental se deteriorou	Eu acho que minha saúde mental se deteriorou	Considero que minha saúde mental piorou
3. *I think my physical health may deteriorate*	Penso que a minha saúde física pode deteriorar	Eu acho que minha saúde física pode piorar	Considero que minha saúde física pode ficar pior
4. *I feel more tense than before*	Sinto-me mais tenso do que antes	Eu me sinto mais tenso do que antes	Sinto-me mais tenso do que antes

(continua)

ANEXO |4   95

(continuação)

Instrução	Tradução 1a pessoa	Tradução 2a pessoa	Tradução 3a pessoa
5. *I feel more depressed than before*	Sinto-me mais deprimido do que antes	Eu me sinto mais deprimido do que antes	Sinto-me mais deprimido do que antes
6. *I feel that my personal safety is at risk*	Sinto que a minha segurança pessoal está em risco	Eu sinto que minha segurança está em risco	Sinto que minha segurança pessoal está em risco

Por favor, escolha o número que melhor representa o grau de sua concordância de acordo com as declarações abaixo. Por favor, tenha em mente que suas estimativas refletem seus sentimentos e pensamentos durante os últimos sete dias.

Devido a Covid-19:

	Discordo Totalmente	Discordo	Nem concordo nem discordo	Concordo	Concordo totalmente
Eu acho que minha qualidade de vida está pior do que antes	1	2	3	4	5
Eu acho que minha saúde mental piorou	1	2	3	4	5
Eu acho que minha saúde física pode piorar	1	2	3	4	5
Eu me sinto mais tenso do que antes	1	2	3	4	5
Eu me sinto mais deprimido do que antes	1	2	3	4	5
Eu sinto que minha segurança pessoal está em risco	1	2	3	4	5

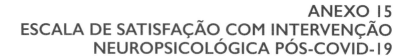

ANEXO 15
ESCALA DE SATISFAÇÃO COM INTERVENÇÃO NEUROPSICOLÓGICA PÓS-COVID-19

As afirmações apresentadas a seguir são relacionadas à experiência de participar do Programa de Intervenção Neuropsicológica Pós-covid-19. Leia cuidadosamente cada frase e pense o quanto você concorda com cada afirmação. Se você concordar com a frase, atribua a nota 7 "concordo totalmente". Se a frase representar "mais ou menos" sua experiência no programa, atribua a nota 5 "concordo parcialmente".

Considere que quanto mais você concordar com a frase, maior deve ser a nota atribuída (notas 5, 6 ou 7); quanto menos você concordar com a afirmação, menor deverá ser a nota (1, 2 ou 3).

1. Discordo totalmente, 2. Discordo, 3. Discordo parcialmente, 4. Talvez, 5. Concordo parcialmente, 6. Concordo e 7. Concordo totalmente

- [ ] Eu estou satisfeito com o programa que eu recebi.
- [ ] Eu fiquei angustiado durante as sessões do programa.
- [ ] O terapeuta que conduziu as sessões parecia genuinamente interessado em mim.
- [ ] Se houvesse oportunidade, eu gostaria de dar continuidade ao programa.
- [ ] As estratégias propostas me foram úteis.
- [ ] Eu consegui usar as estratégias propostas.

REFERÊNCIAS BIBLIOGRÁFICAS

1. Lu R, Zhao X, Li J, Niu P, Yang B, Wu H, et al. Genomic characterisation and epidemiology of 2019 novel coronavirus: implications for virus origins and receptor binding. Lancet. 2020;395(10224):565-574.
2. Desforges M, Le Coupanec A, Dubeau P, Bourgouin A, Lajoie L, Dubé M, et al. Human coronaviruses and other respiratory viruses: underestimated opportunistic pathogens of the central nervous system?. Viruses. 2019;12(1):14.
3. World Health Organization. WHO 2019 novel coronavirus (2019nCoV): strategic preparedness and response plan; 2020.
4. Sahoo S, Mehra A, Suri V, Malhotra P, Yaddanapudi LN, Dutt Puri G, et al. Lived experiences of the corona survivors (patients admitted in COVID wards): A narrative real-life documented summaries of internalized guilt, shame, stigma, anger. Asian J Psychiatry. 2020;53:102187.
5. Serafim AP, Gonçalves PD, Rocca CC, Lotufo Neto F. (The impact of COVID-19 on Brazilian mental health through vicarious traumatization. Braz J Psychiatry. 2020;42:450.
6. Mannix R, Lee LK, Fleegler EW. Coronavirus Disease 2019 (COVID-19) and Firearms in the United States: will an epidemic of suicide follow?. Ann Intern Med. 2020;173(3):228-229.
7. Montemurro N. The emotional impact of COVID-19: From medical staff to common people. Brain, Behavior, and Immunity. 2020;87:23-24.
8. Weible CM, Nohrstedt D, Cairney P, Carter DP, Crow DA, Durnová AP, et al. COVID-19 and the policy sciences: initial reactions and perspectives. Policy Sci. 2020;1-17.
9. Usher K, Bhullar N, Jackson D. Life in the pandemic: Social isolation and mental health. J Clin Nursing. 2020;29(15-16):2756-7.
10. Taquet M, Luciano S, Geddes JR, Harrison PJ. Bidirectional associations between COVID-19 and psychiatric disorder: retrospective cohort studies of 62 354 COVID-19 cases in the USA. Lancet Psychiatry. 2021;8(2):130-140.
11. Kong X, Zheng K, Tang M. Prevalence and factors associated with depression and anxiety of hospitalized patients with COVID-19. medRxiv. 2020.
12. Yang X, Yu Y, Xu J, Shu H, Xia J, Liu H, et al. Clinical course and outcomes of critically ill patients with SARS-CoV-2 pneumonia in Wuhan, China: a single-centered, retrospective, observational study. Lancet Respir Med. 2020;8(5):475-481.
13. Bo HX, Li W, Yang Y, Wang Y, Zhang Q, Cheung T, et al. Posttraumatic stress symptoms and attitude toward crisis mental health services among clinically stable patients with COVID-19 in China. Psychol Med. 2021;51(6):1052-1053.
14. Mazza MG, De Lorenzo R, Conte C, Poletti S, Vai B, Bollettini I, et al.; COVID-19 BioB Outpatient Clinic Study Group. Anxiety and depression in COVID-19 survivors: role of inflammatory and clinical predictors. Brain, Behavior, and Immunity. 2020;89:594-600.

15. Rogers JP, Chesney E, Oliver D, Pollak TA, McGuire P, Fusar-Poli P, et al. Psychiatric and neuropsychiatric presentations associated with severe coronavirus infections: a systematic review and meta-analysis with comparison to the COVID-19 pandemic. Lancet Psychiatry. 2020;7(7):611-27.
16. Sun Y, Bao Y, Kosten T, Strang J, Shi J, Lu L. Editorial: Challenges to opioid use disorders during COVID-19. Am J Addict. 2020;29(3):174-175.
17. Zhao N, Huang Y. Chinese mental health burden during COVID-19 outbreak: a web-based cross-sectional survey. Asian J Psychiatry. 2020.
18. Grover S, Dua D, Sahoo S, Mehra A, Nehra R, Chakrabarti S. Why all COVID-19 hospitals should have mental health professionals: the importance of mental health in a worldwide crisis!. Asian J Psychiatry. 2020;51:102147.
19. Ardila A, Lahiri D. Executive dysfunction in COVID-19 patients. Diabetes & Metabolic Syndrome. 2020;14(5):1377-8.
20. Romero-Sánchez CM, Díaz-Maroto I, Fernández-Díaz E, Sánchez-Larsen Á, Layos-Romero A, García-García J, et al. Neurologic manifestations in hospitalized patients with COVID-19: The ALBACOVID registry. Neurology. 2020;95(8):e1060-e1070.
21. Varatharaj A, Thomas N, Ellul MA, Davies N, Pollak TA, Tenorio EL, et al.; CoroNerve Study Group. Neurological and neuropsychiatric complications of COVID-19 in 153 patients: a UK-wide surveillance study. Lancet Psychiatry. 2020;7(10):875-82.
22. Mao L, Jin H, Wang M, Hu Y, Chen S, He Q, et al. Neurologic manifestations of hospitalized patients with coronavirus disease 2019 in Wuhan, China. JAMA Neurology. 2020;77(6):683-90.
23. Huang C, Huang L, Wang Y, Li X, Ren L, Gu X, et al. 6-month consequences of COVID-19 in patients discharged from hospital: a cohort study. Lancet. 2021;397(10270):220-32.
24. Chen N, Zhou M, Dong X, Qu J, Gong F, Han Y, et al. Epidemiological and clinical characteristics of 99 cases of 2019 novel coronavirus pneumonia in Wuhan, China: a descriptive study. Lancet. 2020;395(10223):507-13.
25. Daroische R, Hemminghyth MS, Eilertsen TH, Breitve MH, Chwiszczuk LJ. Cognitive impairment after COVID-19: a review on objective test data. Frontiers in Neurology. 2021;12:699582.
26. Ritchie K, Chan D, Watermeyer T. The cognitive consequences of the COVID-19 epidemic: collateral damage?. Brain Communications. 2020;2(2):fcaa069.
27. Dewanjee S, Vallamkondu J, Kalra RS, Puvvada N, Kandimalla R, Reddy, PH. Emerging COVID-19 Neurological Manifestations: Present Outlook and Potential Neurological Challenges in COVID-19 Pandemic. Molecular Neurobiology. 2021;58(9):4694-715.
28. Helms J, Kremer S, Merdji H, Clere-Jehl R, Schenck M, Kummerlen C, et al. Neurologic features in severe SARS-CoV-2 infection. The N Engl J Med. 2020;382(23):2268-70.
29. Miskowiak KW, Johnsen S, Sattler SM, Nielsen S, Kunalan K, Rungby J, et al. Cognitive impairments four months after COVID-19 hospital discharge: Pattern, severity and association with illness variables. Eur Neuropsychopharmacol. 2021;46:39-48.
30. Bartolo M, Intiso D, Lentino C, Sandrini G, Paolucci S, Zampolini M; Board of the Italian Society of Neurological Rehabilitation (SIRN) (2020). Urgent Measures for the Containment of the Coronavirus (Covid-19) Epidemic in the Neurorehabilitation/Rehabilitation Departments in the Phase of Maximum Expansion of the Epidemic. Front Neurol. 2020;11:423.

31. Mantovani E, Zucchella C, Bottiroli S, Federico A, Giugno R, Sandrini G, et al. Telemedicine and virtual reality for cognitive rehabilitation: a roadmap for the COVID-19 Pandemic. Front Neurol. 2020;11:926.
32. Mongodi S, Salve G, Tavazzi G, Politi P, Mojoli F; COVID-19 Post-ICU team, & COVID-19 Pavia Crisis Unit. High prevalence of acute stress disorder and persisting symptoms in ICU survivors after COVID-19. Intens Care Med. 2021;47(5):616-8.
33. Ramani C, Davis EM, Kim JS, Provencio JJ, Enfield KB, Kadl A. Post-ICU COVID-19 Outcomes: A Case Series. Chest. 2021;159(1):215-8.
34. Valent A, Dudoignon E, Ressaire Q, Dépret F, Plaud B. Three-month quality of life in survivors of ARDS due to COVID-19: a preliminary report from a French academic centre. Anaesthesia, Critical Care & Pain Med. 2020;39(6):740-1.
35. Townsend L, Dyer AH, Jones K, Dunne J, Mooney A, Gaffney F, et al. Persistent fatigue following SARS-CoV-2 infection is common and independent of severity of initial infection. PloS One. 2020;15(11):e0240784.
36. Hampshire A, Trender W, Chamberlain SR, Jolly AE, Grant JE, Patrick F, et al. Cognitive deficits in people who have recovered from COVID-19. EClinicalMedicine. 2021;39:101044.
37. Davis HE, Assaf GS, McCorkell L, et al. Characterizing long COVID in an international cohort: 7 months of symptoms and their impact. SSRN. 2020;10.2139/ssrn.3820561.
38. Garrigues E, Janvier P, Kherabi Y, Le Bot A, Hamon A, Gouze H, et al. Post-discharge persistent symptoms and health-related quality of life after hospitalization for COVID-19. J Infection. 2020;81(6):e4-e6.
39. Lambert N, Survivor Corps, El-Azab SA, et al. COVID-19 survivors' reports of the timing, duration, and health impacts of post-acute sequelae of SARS-CoV-2 (PASC) infection. medRxiv. 2021;03.22.21254026.
40. Hellmuth J, Barnett TA, Asken BM, Kelly JD, Torres L, Stephens ML, et al. Persistent COVID-19-associated neurocognitive symptoms in non-hospitalized patients. J Neurovirology. 2021;27(1):191-5.
41. Beaud V, Crottaz-Herbette S, Dunet V, Vaucher J, Bernard-Valnet R, Du Pasquier R, et al. Pattern of cognitive deficits in severe COVID-19. J Neurol Neurosurg Psychiatry. 2021;92(5):567-8.
42. Zhou H, Lu S, Chen J, Wei N, Wang D, Lyu H, et al. The landscape of cognitive function in recovered COVID-19 patients. J Psychiatric Res. 2020;129:98-102.
43. Damiano RF, Caruso MJG, Cincoto AV, de Almeida Rocca CC, de Pádua Serafim A, Bacchi P, Guedes BF, Brunoni AR, Pan PM, Nitrini R, Beach S, Fricchione G, Busatto G, Miguel EC, Forlenza OV; HCFMUSP COVID-19 Study Group. Post-COVID-19 psychiatric and cognitive morbidity: Preliminary findings from a Brazilian cohort study. Gen Hosp Psychiatry. 2022;75:38-45.
44. Serafim AP, Rocca CCA. Avaliação neuropsicológica ao longo da vida. In: Miguel EC, et al. (eds.). Clínica psiquiátrica: os fundamentos da psiquiatria. Vol. 1. Barueri: Manole; 2021. p.348-60.
45. George PM, Barratt SL, Condliffe R, Desai SR, Devaraj A, Forrest I, et al. Respiratory follow-up of patients with COVID-19 pneumonia. Thorax. 2020;75(11):1009-16.
46. Kaseda ET, Levine AJ. Post-traumatic stress disorder: a differential diagnostic consideration for COVID-19 survivors. Clin Neuropsychol. 2020;34(7-8):1498-514.

47. Alemanno F, Houdayer E, Parma A, Spina A, Del Forno A, Scatolini A, et al. COVID-19 cognitive deficits after respiratory assistance in the subacute phase: A COVID-rehabilitation unit experience. PloS One. 2021;16(2):e0246590.

48. Negrini F, Ferrario I, Mazziotti D, Berchicci M, Bonazzi M, de Sire A, et al. Neuropsychological features of severe hospitalized coronavirus disease 2019 patients at clinical stability and clues for postacute rehabilitation. Arch Physical Med Rehab. 2021;102(1):155-8.

49. De Lorenzo R, Conte C, Lanzani C, Benedetti F, Roveri L, Mazza MG, et al. Residual clinical damage after COVID-19: A retrospective and prospective observational cohort study. PloS One. 2020;15(10):e0239570.

50. Raman B, Cassar MP, Tunnicliffe EM, Filippini N, Griffanti L, Alfaro-Almagro F, et al. Medium-term effects of SARS-CoV-2 infection on multiple vital organs, exercise capacity, cognition, quality of life and mental health, post-hospital discharge. EClinicalMedicine. 2021;31:100683.

51. Ortelli P, Ferrazzoli D, Sebastianelli L, Engl M, Romanello R, Nardone, R, et al. Neuropsychological and neurophysiological correlates of fatigue in post-acute patients with neurological manifestations of COVID-19: Insights into a challenging symptom. J Neurological Sciences. 2021;420:117271.

52. Almeria M, Cejudo JC, Sotoca J, Deus J, Krupinski J. Cognitive profile following CO-VID-19 infection: Clinical predictors leading to neuropsychological impairment. Brain Behav Immun Health. 2020;9:100163.

53. Woo MS, Malsy J, Pöttgen, J, Seddiq Zai S, Ufer F, Hadjilaou A, et al. Frequent neurocognitive deficits after recovery from mild COVID-19. Brain Communications. 2020;2(2):fcaa205.

54. García-Molina A, Espiña-Bou M, Rodríguez-Rajo P, Sánchez-Carrión R, Enseñat-Cantallops A. Neuropsychological rehabilitation program for patients with post-COVID-19 syndrome: a clinical experience. Programa de rehabilitación neuropsicológica en pacientes con síndrome post-COVID-19: una experiencia clínica. Neurologia. 2021;36(7):565-6.

55. Sozzi M, Algeri L, Corsano M, Crivelli D, Daga MA, Fumagalli F, et al. Neuropsychology in the times of COVID-19. The role of the psychologist in taking charge of patients with alterations of cognitive functions. Front Neurol. 2020;11:573207.

56. Hagger MS, Keech JJ, Hamilton K. Managing stress during the coronavirus disease 2019 pandemic and beyond: Reappraisal and mindset approaches. Stress and Health. 2020;36(3):396-401.

57. Serafim AP, et al. Exploratory study on the psychological impact of COVID-19 on the general Brazilian population. PLoS ONE. 2021;16(2): e0245868.

58. Exner C, Doering BK, Conrad N, Künemund A, Zwick S, Kühl K, et al. Integrated neuropsychological and cognitive behavioural therapy after acquired brain injury: a pragmatic randomized clinical trial. Neuropsychological Rehabilitation. 2021;1-35.

59. Shah W, Hillman T, Playford ED, Hishmeh L. Managing the long term effects of Covid-19: summary of NICE, SIGN, and RCGP rapid guideline. BMJ (Clinical research ed.). 2021;372:n136.

60. Needham DM, Davidson J, Cohen H, Hopkins RO, Weinert C, Wunsch H, et al. Improving long-term outcomes after discharge from intensive care unit: report from a stakeholders' conference. Critical Care Med. 2012;40(2):502-9.

61. Ojeda A, Calvo A, Cuñat T, Artigas RM, Comino-Trinidad O, Aliaga J, et al. Rationale and study design of an early care, therapeutic education, and psychological intervention

program for the management of post-intensive care syndrome and chronic pain after COVID-19 infection (PAIN-COVID): study protocol for a randomized controlled trial. Trials. 2021;22(1):486.

62. Rothenhäusler HB, Ehrentraut S, Stoll C, Schelling G, Kapfhammer HP. The relationship between cognitive performance and employment and health status in long-term survivors of the acute respiratory distress syndrome: results of an exploratory study. Gen Hosp Psychiatry 2001;23(2):90-6.

63. Wolters AE, Peelen LM, Welling MC, Kok L, de Lange DW, Cremer OL, et al. Long-term mental health problems after delirium in the ICU. Crit Care Med. 2016;44(10):1808-13.

64. Oliveira RP, Teixeira C, Rosa RG. Acute respiratory distress syndrome: how do patients fare after the intensive care unit?. Síndrome do desconforto respiratório agudo: como estão os pacientes após a unidade de terapia intensiva?. Rev Bras Ter Intens, 2019;31(4):555-60.

65. Rabiee A, Nikayin S, Hashem MD, Huang M, Dinglas VD, Bienvenu OJ, et al. Depressive symptoms after critical illness: a systematic review and meta-analysis. Crit Care Med. 2016; 44(9):1744-53.

66. Parker AM, Sricharoenchai T, Raparla S, Schneck KW, Bienvenu OJ, Needham DM. Posttraumatic stress disorder in critical illness survivors: a metaanalysis. Crit Care Med. 2015;43(5):1121-9.

67. Nikayin S, Rabiee A, Hashem MD, Huang M, Bienvenu OJ, Turnbull AE, et al. Anxiety symptoms in survivors of critical illness: a systematic review and meta-analysis. Gen Hospital Psychiatry. 2016;43:23-9.

68. Mahler DA, O'Donnell DE. Recent advances in dyspnea. Chest. 2015;147(1):232-41.

69. Wilcox ME, Brummel NE, Archer K, Ely EW, Jackson JC, Hopkins RO. Cognitive dysfunction in ICU patients: risk factors, predictors, and rehabilitation interventions. Crit Care Med. 2013;41(9Suppl1):S81-S98.

70. Biehl M, Kashyap R, Ahmed AH, Reriani MK, Ofoma UR, Wilson GA, et al. Six-month quality-of-life and functional status of acute respiratory distress syndrome survivors compared to patients at risk: a population-based study. Crit Care. 2015;19:356.

71. Griffiths J, Hatch RA, Bishop J, Morgan K, Jenkinson C, Cuthbertson BH, et al. An exploration of social and economic outcome and associated health-related quality of life after critical illness in general intensive care unit survivors: a 12-month follow-up study. Critical Care. 2013;17(3):R100.

72. Inoue S, Hatakeyama J, Kondo Y, Hifumi T, Sakuramoto H, Kawasaki T, et al. Post-intensive care syndrome: its pathophysiology, prevention, and future directions. Acute Med Surg. 2019;6(3):233-46.

73. Andrianopoulos V, Gloeckl R, Vogiatzis I, et al. Cognitive impairment in COPD: should cognitive evaluation be part of respiratory assessment? Breathe. 2017;13:e1-e9.

74. Mikkelsen ME, Christie JD, Lanken PN, Biester RC, Thompson BT, Bellamy SL, et al. The adult respiratory distress syndrome cognitive outcomes study: long-term neuropsychological function in survivors of acute lung injury. Am J Respirat Crit Care Med. 2012;185(12):1307-15.

75. Arenivas A, Carter KR, Harik LM, Hays KM. COVID-19 neuropsychological factors and considerations within the acute physical medicine and rehabilitation setting. Brain Injury. 2020;34(8):1136-7.

76. Cioe N, Seale G, Marquez de la Plata C, Groff A, Gutierrez D, Ashley M, Connors H. Brain injury rehabilitation outcomes. Vienna: Brain Injury Association of America; 2016.
77. Lexell EM, et al. The rehabilitation plan can support clients active engagement and facilitate the process of changeexperiences from people with late effects of polio participating in a rehabilitation programme. Disability and Rehabilitation. 2016;38(4):329-36.
78. Loschiavo AFQ. Manual de formulação clínica para a intervenção em reabilitação neuropsicológica. Belo Horizonte: Artesão; 2020.
79. Lezak MD, Howieson DB, Loring DW. Neuropsychological assessment, 4 ed. New York: Oxford University Press; 2004.
80. Baldivia B, Bolognani SAP, Gama NM. Como mensurar os resultados de um programa de intervenção neuropsicológica. In: Serafim AP, Rocca CCA, Gonçalves PD. Intervenções neuropsicológicas em saúde mental. Barueri: Manole; 2020. p. 169-86.
81. Schwabe L, Wolf OT. Stress and multiple memory systems: from 'thinking' to 'doing'. Trends Cognit Scie. 2013;17(2):60-8.
82. Otto AR, Raio CM, Chiang A, Phelps EA, Daw ND. Working-memory capacity protects model-based learning from stress. Proceed Nat Acad Sci USA. 2013;110(52):20941-6.
83. Wilson BA, Betteridge S, Fish J. Neuropsychological consequences of Covid-19. Neuropsychological Rehab. 2020;30(9):1625-8.
84. Bolognani SAP, Bueno OFA. A tool for teaching case planning in neuropsychological rehabilitation: the hypothesis table. Brain Impairment. 2012;13(1):132-95.
85. Kurtz MM. Compensatory strategies. In: Kreutzer JS, DeLuca J, Caplan B, editors. Encyclopedia of clinical neuropsychology. New York: Springer; 2011. p. 657.
86. Ford CE, Malley D, Bateman A, Clare IC, Wagner AP, Gracey F. Selection and visualisation of outcome measures for complex post-acute acquired brain injury rehabilitation interventions. NeuroRehabilitation. 2016;39(1):65-79.
87. Department of Health. The NHS outcomes framework 2014/15. 2013:1-25. Disponível em: https://www.gov.uk/government/uploads/system/uploads/attachment_data/file/256456/NHS_outcomes.pdf
88. Gracey F, Malley DP, Wagner A, Clare ICH. Characterising neuropsychological rehabilitation service users for service design. Social Care and Neurodisability. 2014;5(1):16-28.
89. Gracey F, Olsen G, Watson S, Malley D. Neuropsychological rehabilitation of childhood brain injury: a practical guide. Basingstoke: Palgrave Macmillan; 2015. Integrating psychotherapy into neuropsychological rehabilitation of the brain injured child; pp. 191-214.
90. Repisti S, Jovanovic N, Kuzman MR, Medved S, Joerotic S, Ribic E, et al. How to measure the impact of the COVID-19 pandemic on quality of life: COV19-QoL–the development, reliability and validity of a new scale. Global Psychiatry. 3(2):201-10.
91. Bergquist TF, Yutsis M, Sullan MJ. Satisfaction with cognitive rehabilitation delivered via the internet in persons with acquired brain injury. Int J Telerehabilitation. 2015;6(2):39-50.

ÍNDICE REMISSIVO

A

Abstração 14
Adaptação ambiental 17, 32
Agenda semanal 67, 68, 92
Ajuda psicossocial 16
Alcance de metas 13
Alerta 55
Alterações cognitivas e de humor decorrentes da covid-19 12
Anotações 65
Ansiedade 3, 15
generalizada 7
Aprendizagem 11
otimizada 32
Apresentação do tema 36, 38, 79
Atenção 11, 54, 56
Autoinstrução 22
Avaliação do programa 79
Avaliação neuropsicológica 9, 11

B

Brain fog 14

C

Central de informação 76
Checklist de atividades 82
organizadas por prioridade 83
Como criar um grupo no Whatsapp® para ajudar a lembrar das coisas 87
Como programar o alarme no celular 83
Como realizar uma consulta no Google® 86
Compensação cognitiva 32

Comprometimento cognitivo 12
Contato social 52
Controle de comportamento e orientação 14
Controle de impulsos 13
Coronavírus 3
Covid-19 39
Crie uma rotina 76

D

Depressão 7
Desempenho 73
Desmotivação 26
Desorientação topográfica 78
Diário 20
Dificuldades
após a covid-19 40, 54
atencionais 17
de funções executivas 24
de memória 20, 22, 64
Disautonomia 9
Dispneia 12
Dispositivos externos 32
Distração visual 17
Doença pulmonar obstrutiva crônica 13
Duração da sessão 9

E

Efeito da pandemia 39
Eficácia em pacientes pós-covid-19 11
Emoções 45
intensas 46
Escala
de satisfação com intervenção neuropsicológica pós-covid-19 96

de satisfação com o programa 34
visual para medir o incômodo decorrente das dificuldades cognitivas 93
Esquecimento do conteúdo 15
Estratégias
cognitivas 48
com lápis e papel 52
"Começo-Meio-Fim" 30
compensatórias 1, 16
coringas 49
de orientação topográfica 78
para dificuldades de memória nível 71
para lidar com as dificuldades 48
para tomada de decisão 77
PPA (Prever-Planejar-Agir), 26, 90
PPP (Pare-Pense-Planeje) 30
que podem ajudar na organização 76
simples ajudam a organizar a rotina 65
Estresse 10
e covid-19 72
pós-traumático 7
Evisão do conteúdo discutido 36
Exemplo de rotina 60
Experiência
enfrentamento e resiliência 42
no programa 79

F

Fadiga 9, 58
Fadigômetro 20, 60, 85
Funcionamento
  automático 56
  executivo basal 14
Funções executivas 11, 13

H

Hierarquização dos passos
  13
Hipoxemia 12

I

Identificação de metas 13
Impacto nas emoções 40
Impactos da covid-19 no
  organismo 40
Impulsividade 73
Instrumentos referenciados
  na literatura 9
Investigação de alterações
  pós-covid-19 9
Isquemia global 5

L

Lembranças 61
  de acontecimentos 68
Levantamento de hipóteses
  1, 15
Linguagem 11

M

Manejo clínico
  pós-covid-19 6
Medida de recuperação 35
Medidas de avaliação diver-
  sificadas 9
Meditação 23
  relaxamento e atenção
    plena 52
Memória 11, 61, 62
  operacional 18
Metacognição 18, 26
Mindfulness 23
Modificação
  de ambiente 16, 52

de fatores contextuais 16
Modo automático 75
Modulação atencional 15
Mudanças físicas e psicoló-
  gicas 46
Mudanças na vontade 73

N

Naturalizar emoções e
  sentimentos 49
Neuroplasticidade 41
Neurotropismo 5
Névoa mental 14
Nível de cansaço 60
Nível de estresse 39

O

Ondagem cognitiva 36
Organização 13

P

Pandemia de covid-19 6
Pedir ajuda e apoio social
  50
Pensamentos
  distorcidos 59
  gatilhos 59
Perfil cognitivo em pacientes acometidos pela
  covid-19 7
Pista interna 65
Planejamento 13
  do dia 60
Planilhas, *checklist*, agenda
  28
Prejuízos cognitivos 5, 8
  e funcionais 13
Prever, planejar e agir 26,
  90

Q

Qualidade de vida 6
  pós-covid-19 34, 94
Queixa após covid-19 77

R

Raciocínio clínico 16

em intervenção neuropsi-
  cológica 13
Reabilitação neuropsicoló-
  gica 12
Reações emocionais 45
Reconhecimento de mate-
  rial verbal 11
Recordação 11
Registro da dificuldade 15
Relação entre emoção e
  cognição 45
Relaxamento 23, 85
Repetição 2
Resiliência 43
Reverberação 18
Roteiro para realizar as
  tarefas passo a passo 84

S

Semanário 66, 91
Sinais de fadiga 58
Síndrome
  do desconforto respirató-
    rio aguda grave 12
  pós-terapia intensiva 12
Situação de estresse 42
Sondagem cognitiva 38

T

Tabelas de hipóteses expli-
  cativas 15
Tarefa de casa 36
Telerreabilitação 6
Texto com instruções para
  mudança de compro-
  misso 93
Tomada de decisão 13, 77
Transtorno
  do estresse pós-traumá-
    tico 9
  do sono 9
Treino cognitivo 22

W

WhatsApp® 68

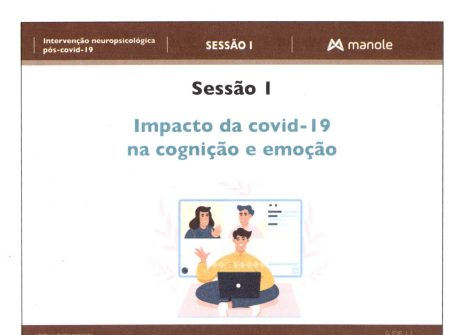

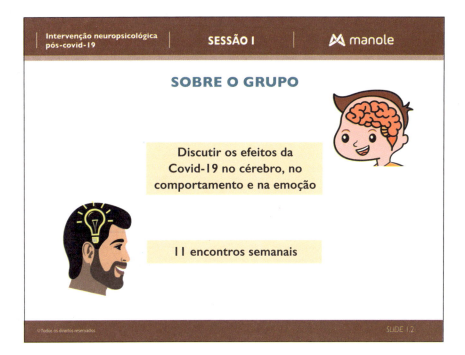

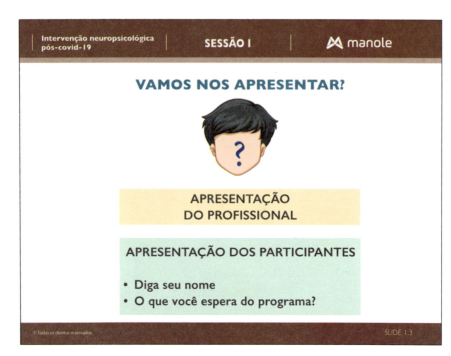

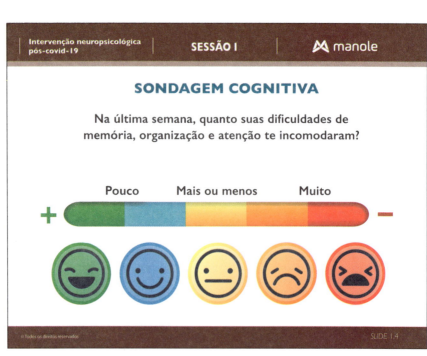

O QUE É COVID-19?

A covid-19 é uma infecção respiratória aguda (grave) causada pelo coronavírus, chamado SARS-CoV-2, que é transmitido de forma rápida.

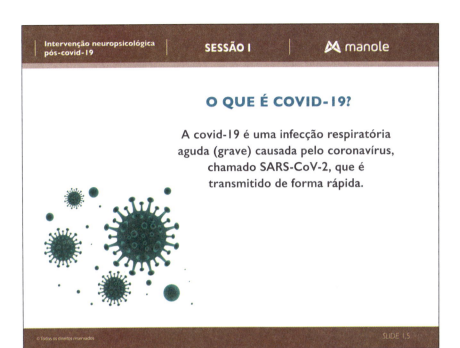

EFEITOS DA PANDEMIA

Os efeitos da pandemia parecem um *tsunami* traumático relacionado ao estresse.

- Isolamento social.
- Mudança nos hábitos.
- Desemprego e insegurança financeira.
- Preocupação.
- Alterações químicas no cérebro que podem desencadear.
- Estresse.
- Transtornos de ansiedade.
- Depressão.

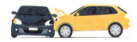
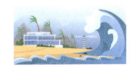
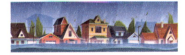

Fonte: Vatansever et al., 2020.

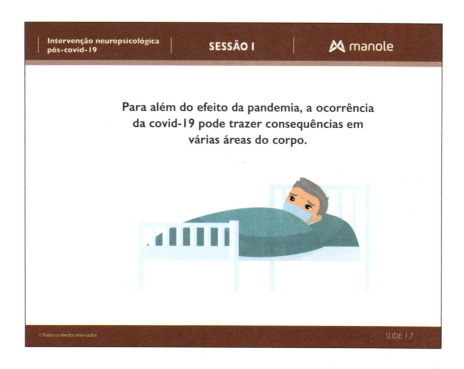

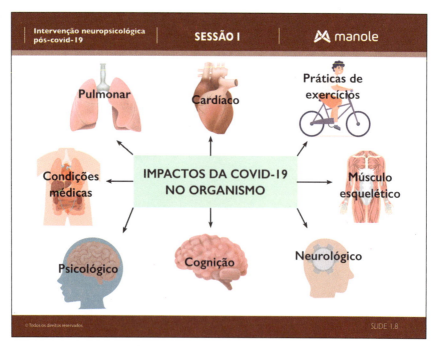

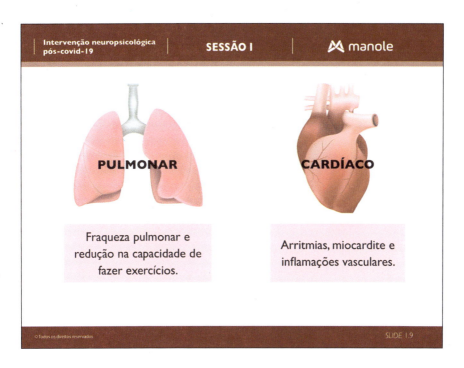
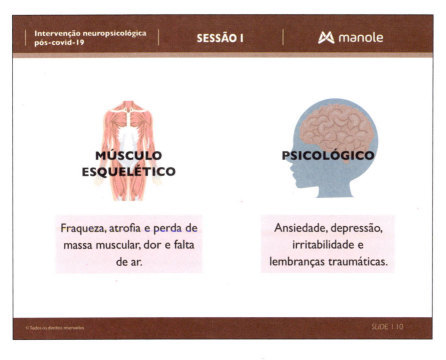

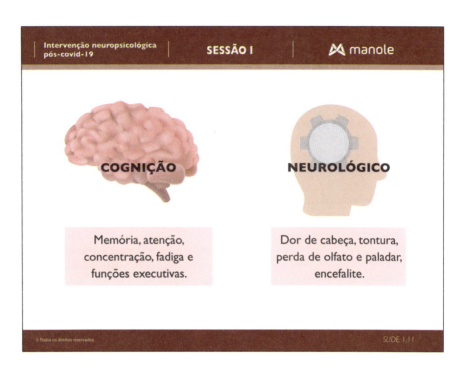
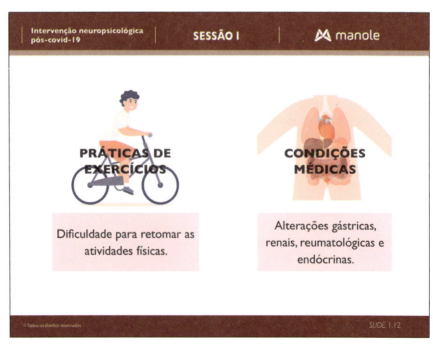

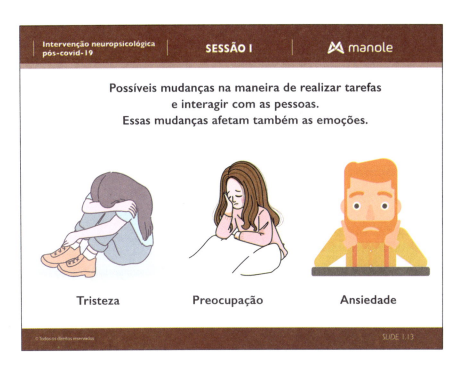

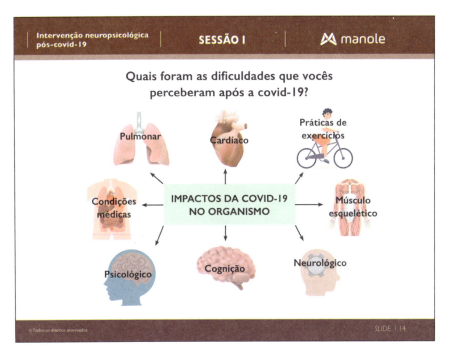

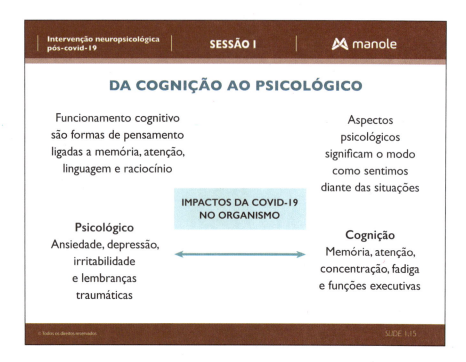
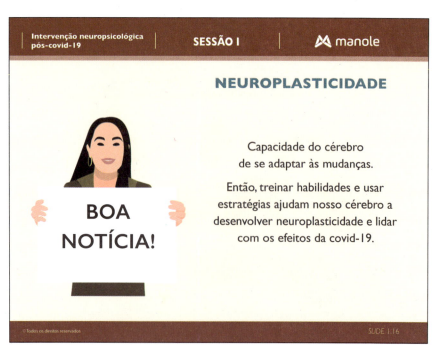

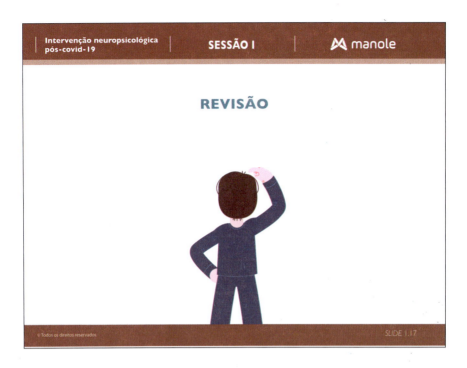

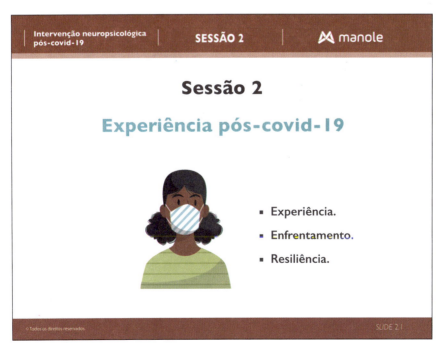

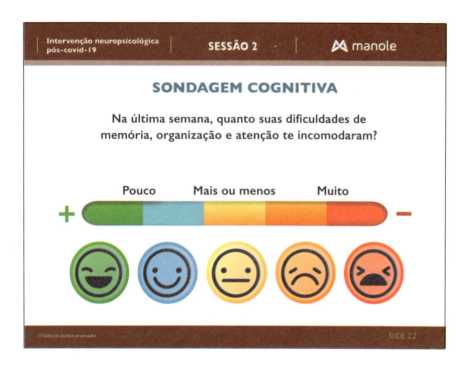

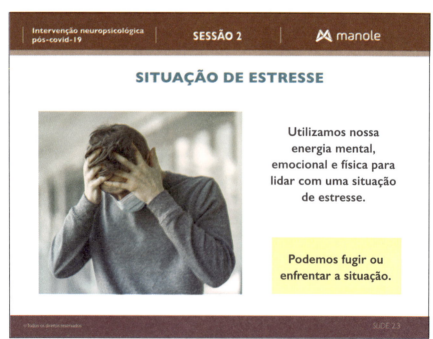

SESSÃO 2

Na pandemia, a experiência de ter tido covid-19 pode ser interpretada de diversas formas:

- Injustiça.
- Culpa.
- Fatalidade.
- Provação divina.

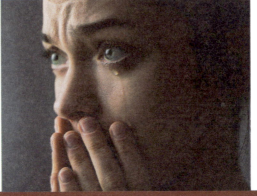

SESSÃO 2

FORMAS DIFERENTES DE SE EXPRESSAR

As pessoas também se expressam de formas diferentes:

- Procuram ajuda.
- Isolam-se.
- Pensam de forma racional.

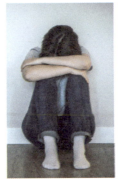
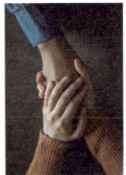

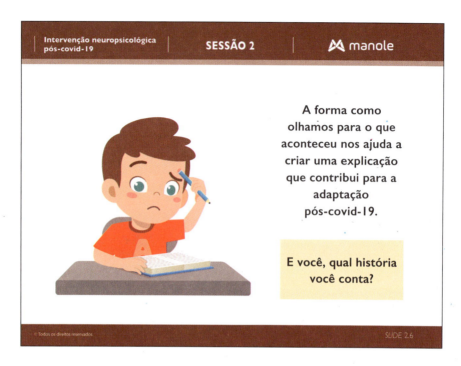

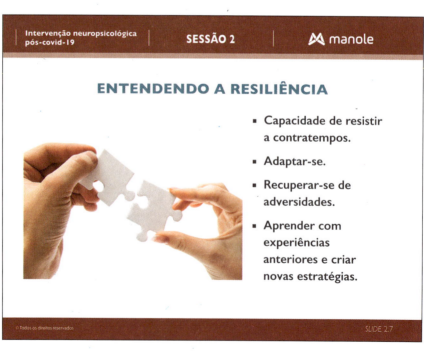

CONSTRUINDO A RESILIÊNCIA

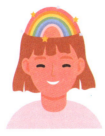

1. Escolha um hábito simples e realista.
2. Crie uma conexão positiva.
3. Faça uma pausa para reduzir a ansiedade.

COMPORTAMENTOS QUE MAIS ESTIMULAM A RESILIÊNCIA DURANTE A PANDEMIA

Tomar sol

Exercícios físicos

Apoio social

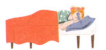
Dormir bem

Ser cuidado

Fazer orações

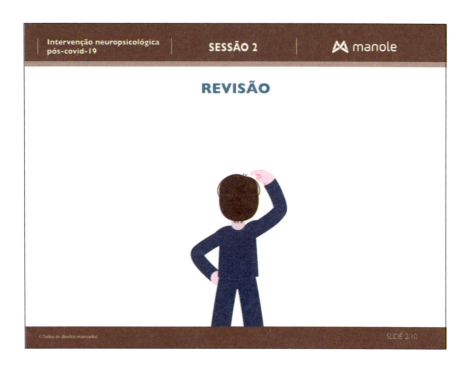

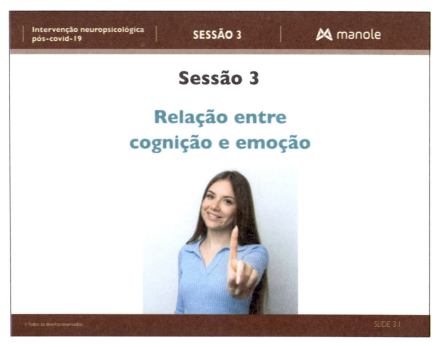

SONDAGEM COGNITIVA

Na última semana, quanto suas dificuldades de memória, organização e atenção te incomodaram?

Pouco — Mais ou menos — Muito

EMOÇÕES

Todos nós sentimos diversas emoções, pois elas são biológicas e resultam de uma mudança no ambiente que é percebida como algo significativo.

Existe uma relação entre sentimentos, respostas enviadas pelo cérebro e hormônios.

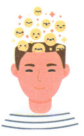

REAÇÕES EMOCIONAIS

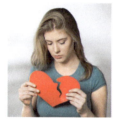
Coração partido

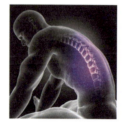
Arrepio na espinha

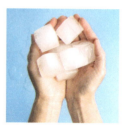
Mão geladas

SLIDE 3.4

EXEMPLOS DE REAÇÕES

Ao descobrir que está com covid-19:

- Fica preocupado e estressado: liberação do hormônio cortisol.
- Percebe seu coração acelerar e as mãos gelarem: sensações físicas.
- Pensa em todas as pessoas que ama: sentimento.
- Fica agitado: comportamento motor.
- Envia mensagem às pessoas dizendo que as ama: contato interpessoal.

SLIDE 3.5

SESSÃO 3

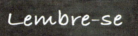

As emoções fazem parte do nosso corpo. É impossível não senti-las.

SLIDE 3.6

SESSÃO 3

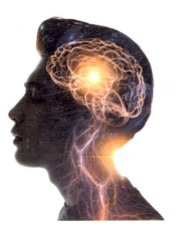

A covid-19 trouxe muitas mudanças físicas e psicológicas.

Saber lidar com as emoções é importante para evitar que elas fiquem muito intensas ou desproporcionais.

SLIDE 3.7

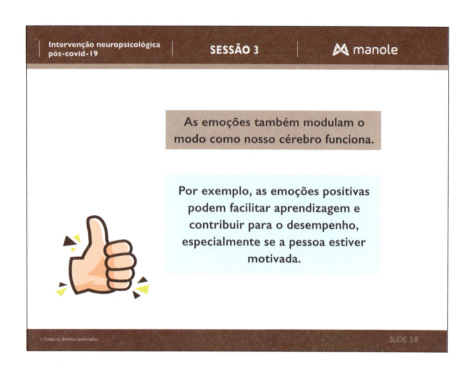

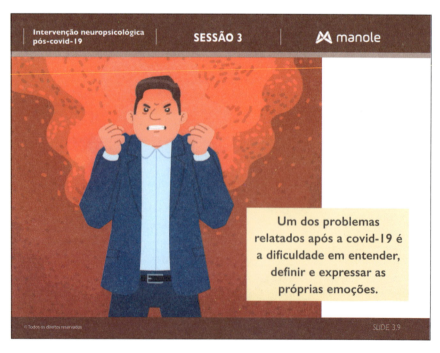

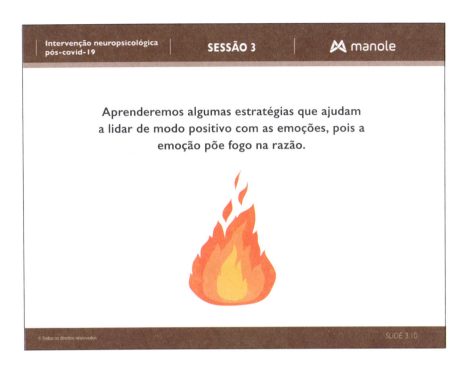

Aprenderemos algumas estratégias que ajudam a lidar de modo positivo com as emoções, pois a emoção põe fogo na razão.

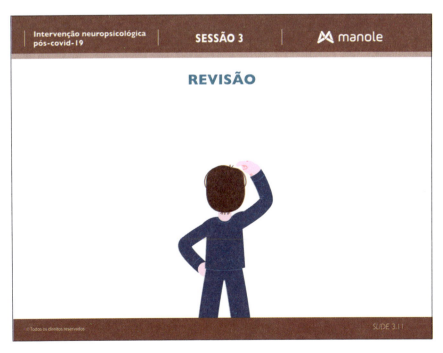

REVISÃO

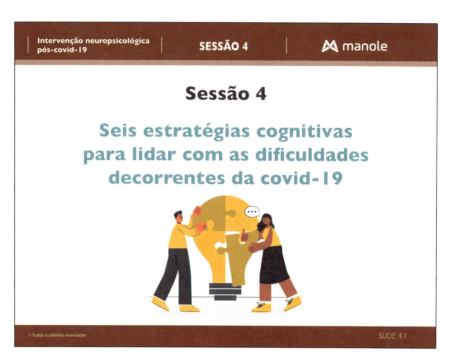

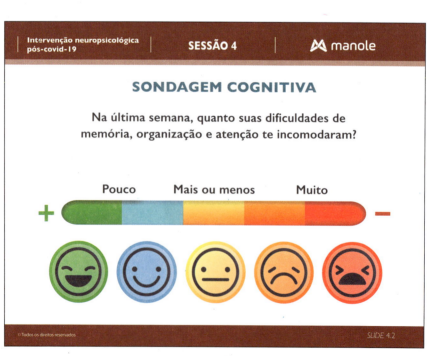

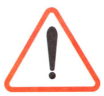

Estratégia boa é estratégia simples e eficaz.

ESTRATÉGIAS PARA LIDAR COM AS DIFICULDADES

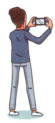
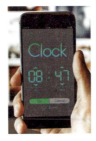

Tirar foto de um produto

Programar o alarme do celular

Deixar os objetos à vista

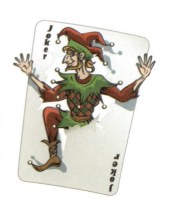

Existem estratégias que podem ser utilizadas para problemas diferentes.

Vamos apresentar a seguir estratégias "coringas".

O QUE PODEMOS FAZER PARA DRIBLAR UMA DIFICULDADE COGNITIVA

Pedir ajuda psicológica ou social | Mudar o ambiente | Estratégias internas | Estratégias externas

| Intervenção neuropsicológica pós-covid-19 | SESSÃO 4 | manole |

ESTRATÉGIA 1

Naturalizar emoções e sentimentos

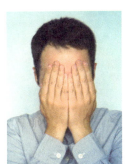

- Pessoas diferentes têm reações diferentes.
- É possível sentir raiva, tristeza, medo, desesperança, fé, otimismo ou mesmo acreditar que nada está acontecendo.
- Quando entendemos que esses sentimentos são naturais, pensamos na ocorrência deles e conseguimos encontrar formas saudáveis para agir, para gerenciar pensamentos e sentimentos difíceis.

| Intervenção neuropsicológica pós-covid-19 | SESSÃO 4 | manole |

ESTRATÉGIA 2

Pedir ajuda e apoio social

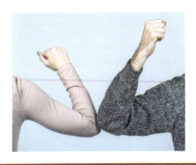

- Com cada pessoa desenvolvemos um tipo de vínculo e com algumas nos sentimos mais à vontade.
- Uma vez que as pessoas não entendem o que acontece, dificilmente elas saberão ajudar. Por isso, é importante que você saiba explicar o que passou a acontecer depois da covid-19.

Intervenção neuropsicológica pós-covid-19 | **SESSÃO 4** | **manole**

COMO PEDIR AJUDA A ALGUÉM

- "Desde a covid-19 eu tenho esquecido as coisas com mais facilidade. Você poderia me ajudar a lembrar do que combinamos?"

- "Eu tenho esquecido as palavras bem na hora que vou usá-las. Você me ajuda com um sinônimo ou uma pista para eu lembrar?"

- "Às vezes pode acontecer também de eu me perder no meio da conversa. Se isso acontecer, você poderia me dizer do que estávamos falando?"

© Todos os direitos reservados — SLIDE 4.9

Intervenção neuropsicológica pós-covid-19 | **SESSÃO 4** | **manole**

- "Eu passei a ter fadiga mental; é um cansaço muito grande que eu sinto após fazer algum esforço mental. É por isso que preciso descansar mais vezes e fazer uma coisa de cada vez para nao esgotar minha energia rapidamente."

- "Você poderia repetir o que falou? Eu não consegui entender."

- "Eu tenho tido dificuldade para prestar atenção e me distraio com qualquer coisinha. Podemos abaixar o som, ir para um lugar mais silencioso ou conversar quando tiver menos gente por perto?"

- Ou ainda: "Eu vou me concentrar aqui para fazer essa atividade, podemos conversar depois?"

© Todos os direitos reservados — SLIDE 4.10

ESTRATÉGIA 3

Práticas de meditação, relaxamento e atenção plena

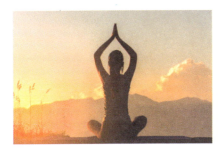

Práticas meditativas propõem que prestemos mais atenção no presente.

ESTRATÉGIA 4

Modificações no ambiente

Pequenas mudanças no ambiente podem ser úteis, como reduzir o som, retirar estímulos mais distratores, deixar o ambiente menos iluminado para dormir.

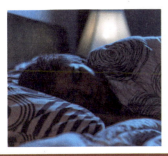
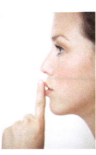

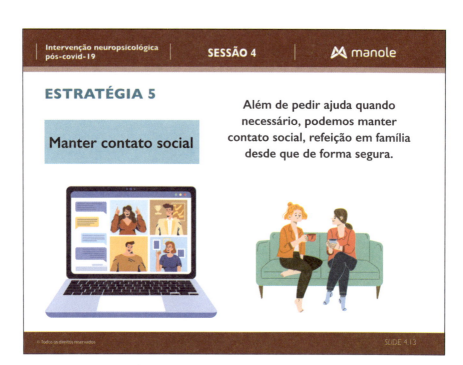

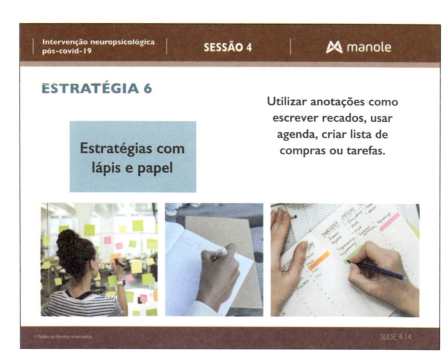

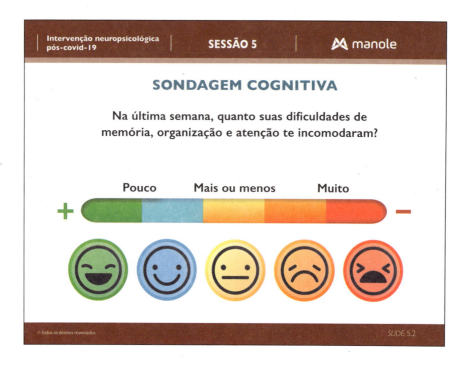

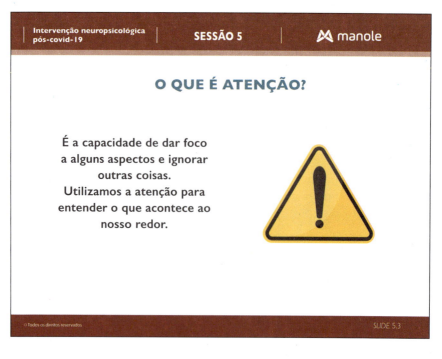

QUAIS TIPOS DE PROBLEMAS PODEM ACONTECER

 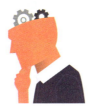 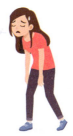

Sons do ambiente, ruído

Pensamentos, preocupações, estresse, ansiedade, depressão

Fome, dor, cansaço

DIFICULDADES ATENCIONAIS EM PESSOAS QUE TIVERAM COVID-19

- **Piloto automático:** aéreo e sem muita atenção.
- **Lapsos rápidos:** não conseguem lembrar o que fizeram ou falaram.
- **Confusão e atordoamento:** como se houvesse uma nuvem ou neblina sobre o pensamento.

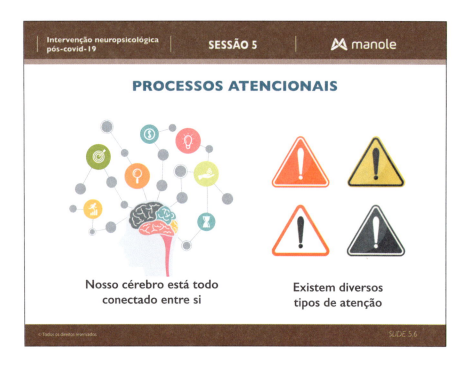

COMO PRESTAMOS ATENÇÃO NAS COISAS

VOCÊ SÓ PRESTA ATENÇÃO NO QUE VOCÊ QUER ?

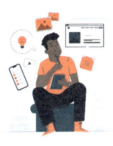

Quando eu escolho no que prestar atenção de acordo com meu interesse, motivação e expectativa, esse tipo de atenção é ATENÇÃO SELETIVA.

ATENÇÃO CONCENTRADA

Quando mantemos nossa atenção ao longo de um tempo.

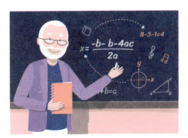

Assistir uma aula

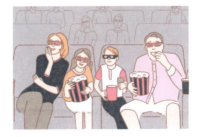

Assistir um filme

ATENÇÃO ALTERNADA

Alternamos nossa atenção em dois aspectos.

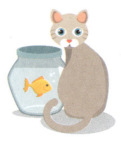

Como o dito popular:
Um olho no peixe e outro no gato.

FUNCIONAMENTO AUTOMÁTICO

Pode decorrer de estímulos que surgem de forma inesperada.

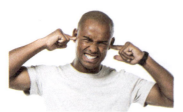

Barulho

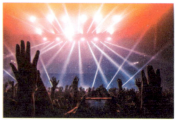

Luz intensa ou algo muito colorido

FUNCIONAMENTO AUTOMÁTICO

Quando temos bastante familiaridade com a tarefa.

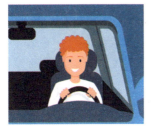
Dirigir

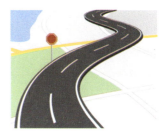
Fazer o caminho de ida para o trabalho

É POSSÍVEL:

- Treinar a atenção.
- Usar estratégias para driblar as dificuldades.

BOA NOTÍCIA!

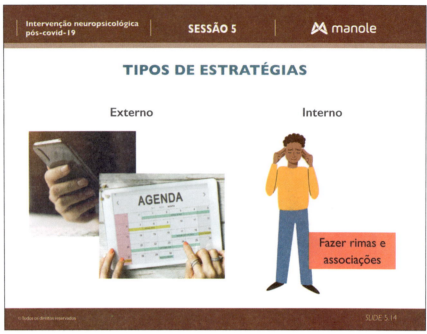

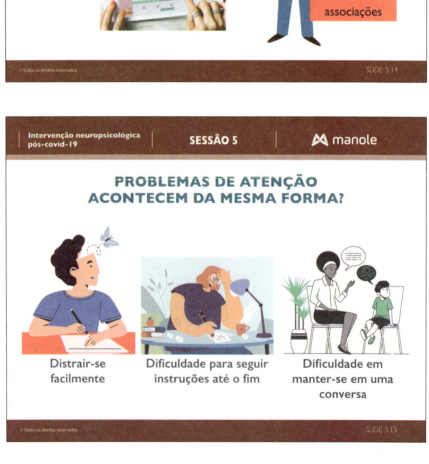

PROBLEMAS DE ATENÇÃO ACONTECEM DA MESMA FORMA?

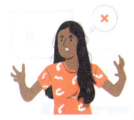
Impulsividade

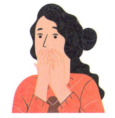
Prejuízos da memória

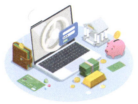
Dificuldades em manusear dinheiro

DIFICULDADES ATENCIONAIS NÍVEL 1		
Dificuldade: perde-se no meio de uma conversa		
Meta: manter o foco durante uma conversa		
Hipótese	Distrai-se com algum elemento do ambiente (p.ex.: barulho, pessoas).	Distrai-se com pensamento ou lembrança de algo que precisa ser feito.
Estratégia compensatória interna	• Autoinstrução sobre a ideia de que é comum as pessoas esquecerem após distração e que não há problema em expressar isso. • Utilizar pistas ou dicas para que o outro possa ajudá-la a recordar o que ela deseja falar.	• Psicoeducar sobre memória operacional, ou seja, de que tem um limite para manter informações *online* e que a sobrecarga desse sistema causa cansaço e esquecimentos.
Estratégia compensatória externa	• Uso de fone de ouvido ou abafador de ruído.	• Uso de planilhas, *checklist*, agenda ou mesmo folhinha de papel contendo as atividades a fazer. • Verificar a planilha constantemente e fazer *checklist*. • Programar o alarme do celular para verificar.
Adaptação ambiental e ajuda psicossocial	• Reduzir a estimulação do ambiente e distração visual como por exemplo ir a um local mais silencioso, uma livraria, cafeteria, evitar ambientes com muitos ruídos ou com várias pessoas.	• Deixar *checklist*, agenda ou a folhinha de anotação em um local de fácil acesso. • Pedir para alguém lembrá-lo de verificar a anotação.

Intervenção neuropsicológica pós-covid-19	SESSÃO 5	⋀ manole

DIFICULDADES ATENCIONAIS NÍVEL 2		
Dificuldade: esquece a tarefa que estava realizando quando é interrompido		
Meta: lembrar das tarefas após interrupção		
Hipótese	• Dificuldade em manter a atividade na memória operacional (executivo central).	• Alentecimento na velocidade de processamento da informação.
Estratégia compensatória interna	• Usar reverberação (ficar repetindo a informação mentalmente), imaginário visual (imaginar a cena do que estava fazendo antes ou a imagem do objeto que estava utilizando). • Ensinar a realizar o *checklist* mentalmente ("o que eu estava fazendo antes de ser interrompido?"). • Avaliar se é urgente/necessário interromper a atividade que está sendo realizada para fazer a nova tarefa. Por ex.: interfone tocou para retirar uma entrega, e então, antes de agir imediatamente, a pessoa se questiona se é realmente necessário ir buscar a entrega ou dá para pedir ajuda para alguém que possa fazer aquilo naquele momento.	• Metacognição: entender que a baixa velocidade de processamento interfere em se perder na atividade realizada e que isso não decorre de distração, mas sim de não conseguir acompanhar o ritmo do que está acontecendo e, com isso, fica zonzo. • Por isso, pode-se usar algo como "já que eu sei que quando estou distraído tenho dificuldade em voltar ao que estava fazendo e me sinto meio atordoado, vou…" (usar estratégia compensatória externa ou modificação ambiental escolhida). • Atentar ao que está fazendo.

(continua)

© Todos os direitos reservados — SLIDE 5.18

Intervenção neuropsicológica pós-covid-19	SESSÃO 5	⋀ manole

DIFICULDADES ATENCIONAIS NÍVEL 2 *(continuação)*		
Estratégia compensatória externa	• Anotar o que estava fazendo antes de ser interrompido e redirecionar a atenção. • Levar um objeto que remeta o que estava fazendo antes da interrupção (p. ex., levar o pano de prato junto para ir atender o interfone).	• Deixar anotado em uma folha o que está fazendo, p. ex.: tarefa de agora: "Lavando a roupa". • Deixar papel e caneta à mostra para anotar o que planejou fazer e o que está fazendo de fato. • Criar roteiros com os passos das tarefas.
Adaptação ambiental e ajuda psicossocial	• Avisar outras pessoas presentes para não as interromper. • Retirar distratores do ambiente. • Deixar equipamentos eletrônicos no modo silencioso. • Utilizar pistas ou dicas para o outro ajudá-la a recordar o que ela deseja falar.	• Diminuir chances de ser distraído, orientando outras pessoas sobre o impacto que isso causa na execução de suas atividades.

© Todos os direitos reservados — SLIDE 5.19

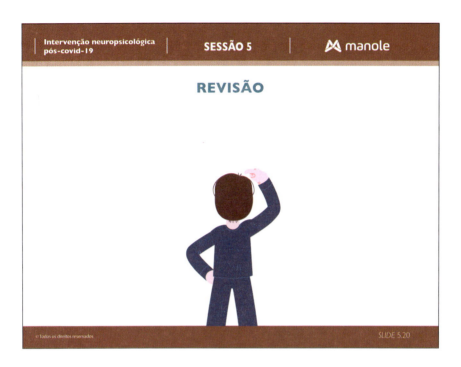

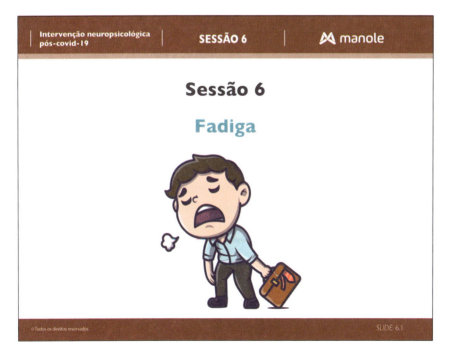

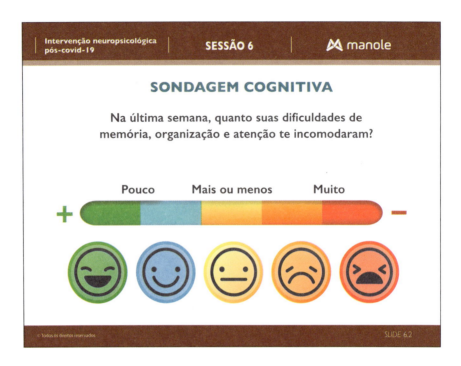

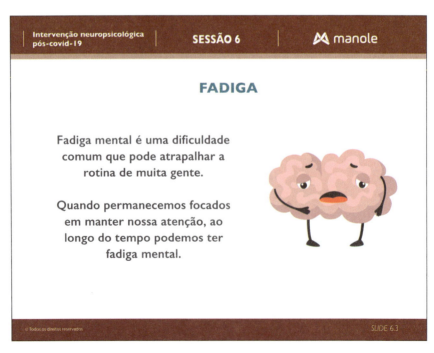

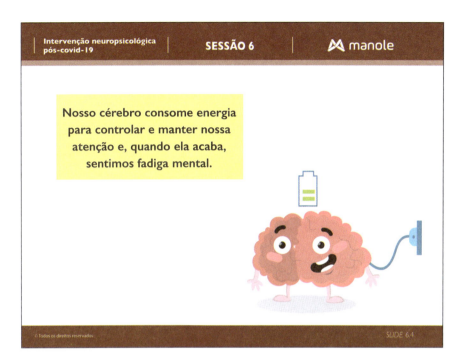

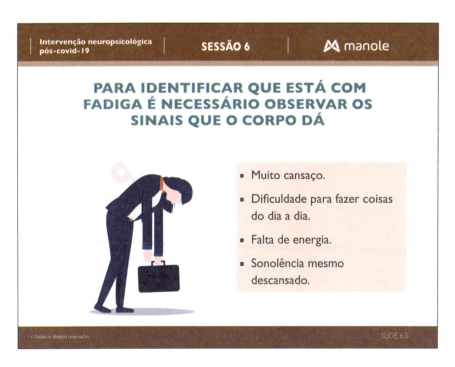

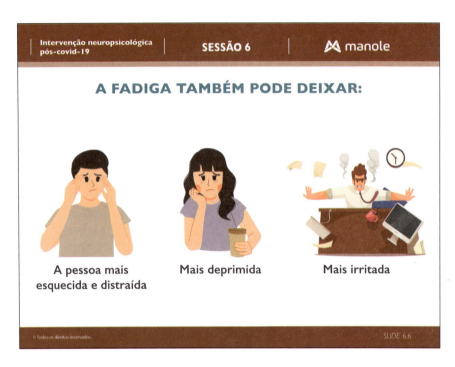

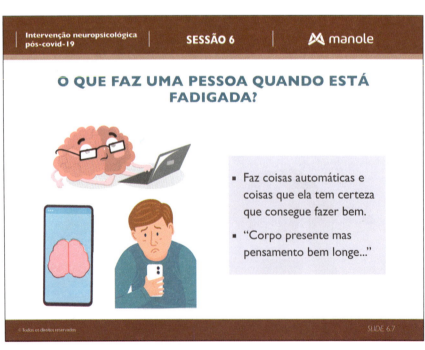

PENSAMENTOS DISTORCIDOS SOBRE SI

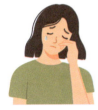
"Eu sou um inútil."

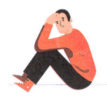
"Eu acho que não estou me esforçando."

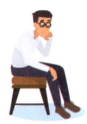
"Não era para eu ficar assim cansado."

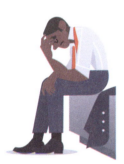
"Eu virei um preguiçoso."

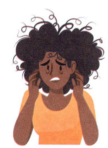
"Eu preciso me esforçar mais, fazer mais coisas. Não posso me render ao cansaço"

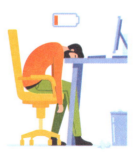
"Hoje eu vou aproveitar e fazer tudo que preciso...."

ESSES PENSAMENTOS SÃO UM GATILHO

A pessoa passa a fazer mais coisas e com isso inicia um efeito que "quanto mais ela faz mais se cansa e quanto mais cansada, mais tempo demora para se recuperar da fadiga".

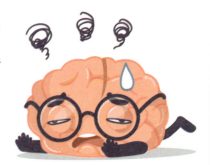

ESSE CICLO PRECISA SER INTERROMPIDO

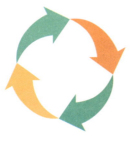

O efeito de estar fadigado interfere no funcionamento psicológico.

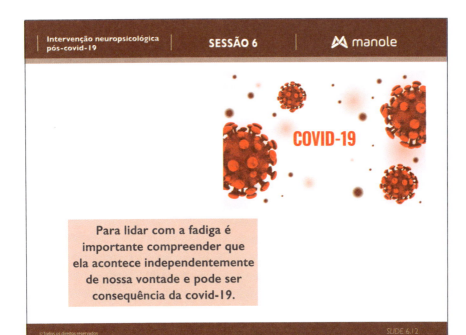

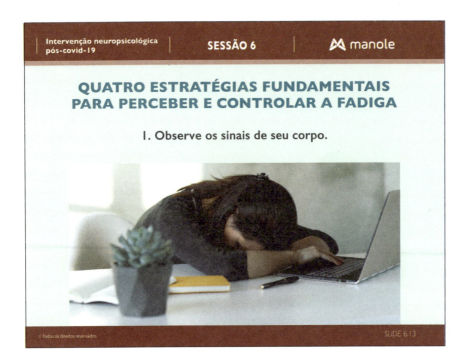

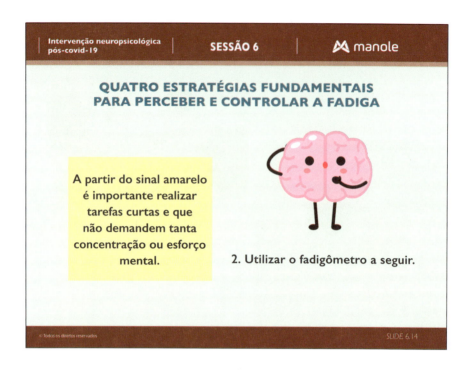

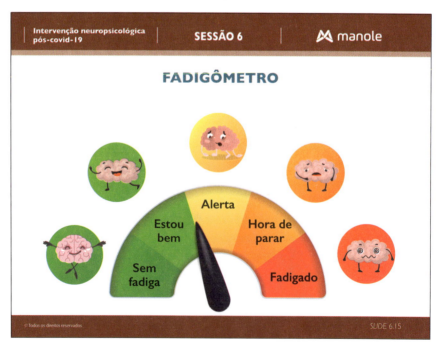

QUATRO ESTRATÉGIAS FUNDAMENTAIS
PARA PERCEBER E CONTROLAR A FADIGA

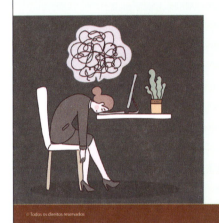

3. Aprenda a respeitar seus limites de cansaço.

QUATRO ESTRATÉGIAS FUNDAMENTAIS
PARA PERCEBER E CONTROLAR A FADIGA

4. Planeje seu dia.

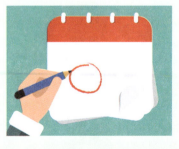

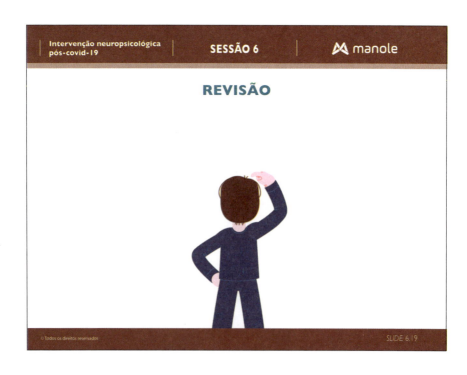

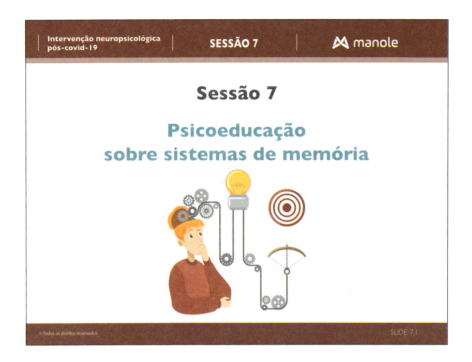

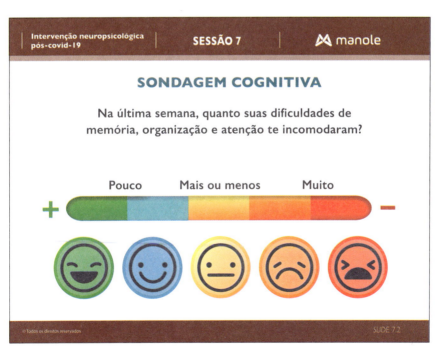

MEMÓRIA

Nossa memória está muito relacionada com a atenção. Para aprender algo precisamos estar atentos e alertas.

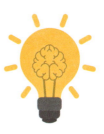

- Aprender.
- Guardar.
- Lembrar.

NÓS APRENDEMOS E LEMBRAMOS DE COISAS BEM DIFERENTES

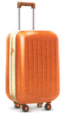
Uma viagem inesquecível

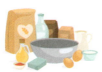
Receita de bolo

Número do meu CPF

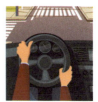
Como dirigir um carro

COMO EU RECORDO AS LEMBRANÇAS?

Automática
Tarefas que foram treinadas e vem à mente de forma automática como dirigir, dançar ou fazer tricô.

Declarativa ou recente
É necessário resgatar e declarar com um pensamento: "Calma deixa eu lembrar como..."

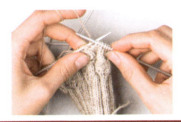
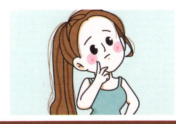

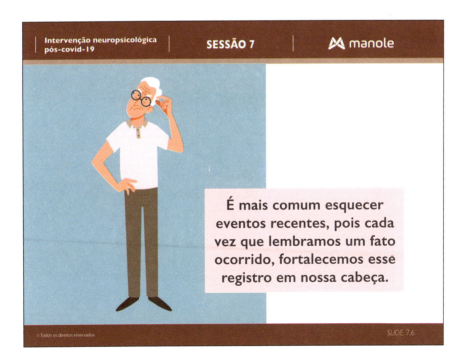

É mais comum esquecer eventos recentes, pois cada vez que lembramos um fato ocorrido, fortalecemos esse registro em nossa cabeça.

ATÉ O MOMENTO VIMOS 3 COISAS IMPORTANTES:

- A atenção é importante para aprender e lembrar as coisas.
- Podemos lembrar as coisas de forma automática ou parando para pensar sobre elas.
- A memória pode ser reforçada cada vez que o fato é recordado.

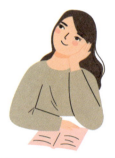

MEMÓRIA DO AQUI E AGORA

Também conhecida como **memória de curto prazo** e **memória operacional**.

Usamos enquanto estamos realizando uma tarefa, depois ela é descartada.

MEMÓRIA DO AQUI E AGORA

Capacidade limitada, pois não podemos manter várias coisas na cabeça ao mesmo tempo.

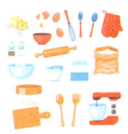

Memorizar como preparar uma receita

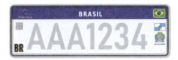

Manter na cabeça a placa de um carro

MEMÓRIA DO AQUI E AGORA

Sofre influência de alguns fatores como:
- Ansiedade.
- Atenção.
- Planejamento e organização.

Intervenção neuropsicológica pós-covid-19	SESSÃO 7	🛆 manole

DIFICULDADES DE MEMÓRIA NÍVEL I – PARTE I				
Dificuldade: não lembra de acontecimentos para contar para as pessoas				
Meta: recordar acontecimentos para contar às pessoas				
Hipótese	Diminuiu a socialização desde o início da pandemia e com isso repetiu menos as estórias ocorridas e consolidou menos os eventos.	Todos os dias são iguais e assim, não tem pistas para fixar as memórias e distingui-las.	Sente fadiga e essa interage com as hipóteses anteriores.	Falta de motivação em razão do isolamento.
Estratégia compensatória interna	• Ao final do dia, refazer a experiência do dia.		• Identificar nível de cansaço e descansar. • Atenção plena.	• Identificar as atividades que são mais prazerosas e se organizar para realizá-las.
Estratégia compensatória externa	• Escrever um diário ou criar um grupo no WhatsApp® consigo mesmo para registrar as experiências cotidianas, registro de humor e reflexões.	• Usar agenda para consultar as atividades específicas para cada dia da semana; p. ex.: sábado é o dia de praticar autocuidado e domingo, dia de assistir à missa.	• Fadigômetro.	• Incluir atividades prazerosas na organização da semana. • Fazer um registro das atividades que despertaram sentimentos bons.

© Todos os direitos reservados   SLIDE 7.11

Intervenção neuropsicológica pós-covid-19	SESSÃO 7	🛆 manole

DIFICULDADES DE MEMÓRIA NÍVEL I – PARTE 2				
Dificuldade: não lembra acontecimentos para contar para as pessoas				
Meta: recordar acontecimentos para contar às pessoas				
Adaptação ambiental e ajuda psicossocial	• Interagir mais com as pessoas (o quanto puder, de maneira segura e pertinente ao momento atual).	• Estabelecer interação social com os familiares que residem juntos em dias específicos, por exemplo: almoçar juntos todos os domingos.	• Ensinar as pessoas que moram juntos a identificar os sinais de fadiga. • Criar ambientes aconchegantes em casa, por exemplo: colocar música agradável, um vaso de flor, um aroma.	• Agendar atividades com amigos e familiares. • Deixar o ambiente preparado para a realização da atividade prazerosa, p. ex. sentia prazer em fazer atividade física, mas deixou de fazer porque está desmotivada. • Estratégia: deixar a roupa da aula separada.

© Todos os direitos reservados   SLIDE 7.12

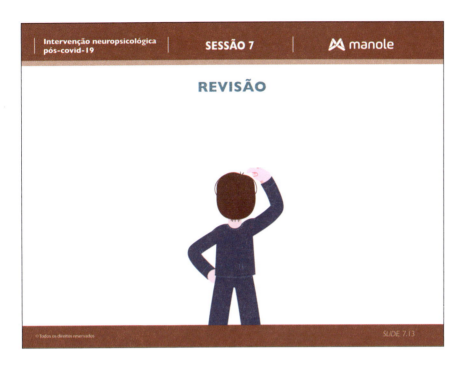

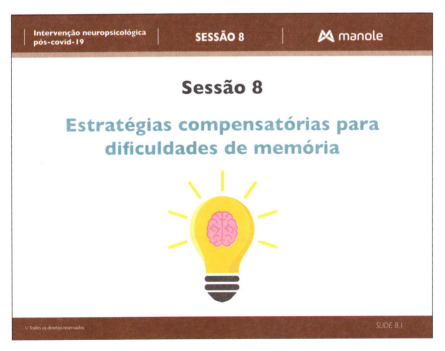

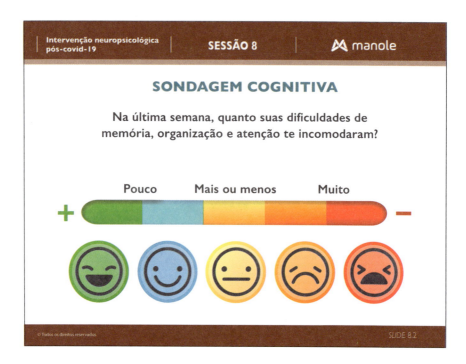

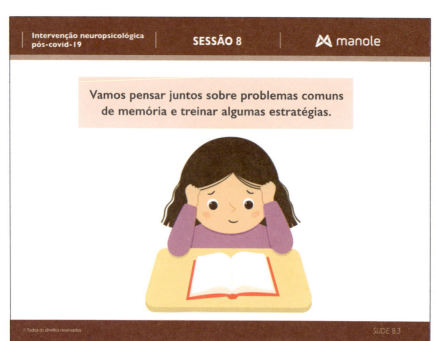

| Intervenção neuropsicológica pós-covid-19 | SESSÃO 8 | manole |

PROBLEMA 1

Lembrar-se de coisas
que vão acontecer no futuro.

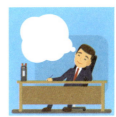

Memória do futuro requer uma
intenção clara e inclui desejo de
fazer algo.

SLIDE 8.4

| Intervenção neuropsicológica pós-covid-19 | SESSÃO 8 | manole |

Pista externa

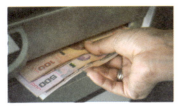

Ver o caixa eletrônico e
lembrar de sacar dinheiro

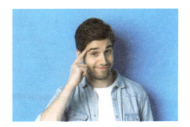

Pedir para
alguém te lembrar

SLIDE 8.5

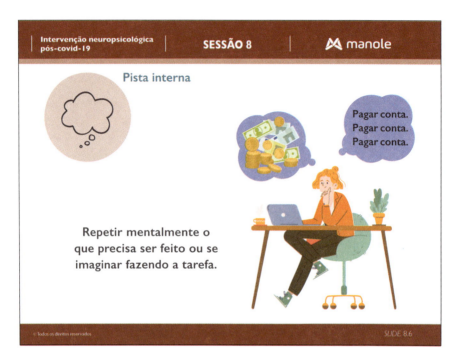

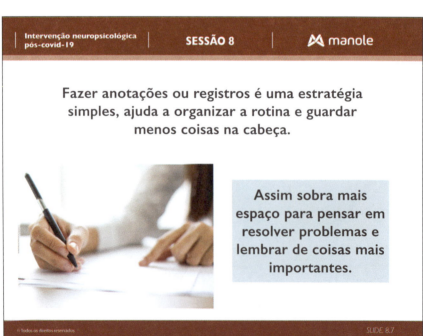

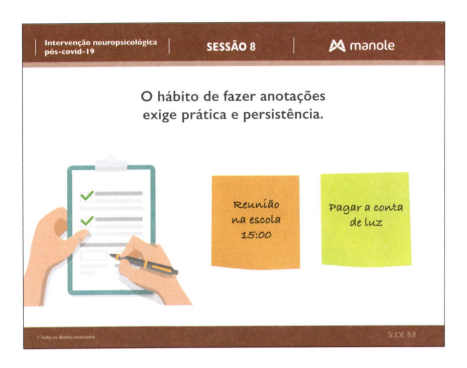

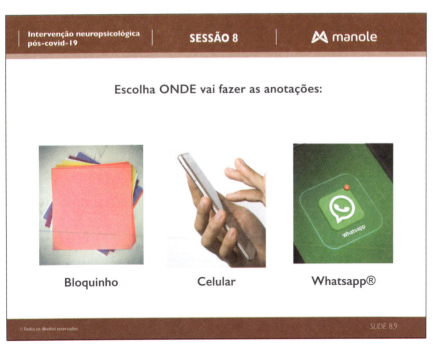

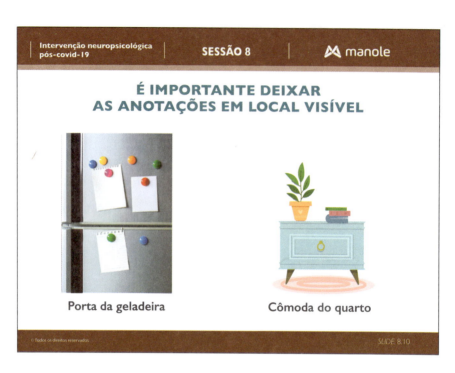

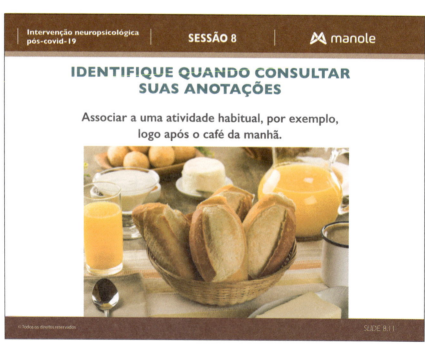

CRIE UMA FORMA DE IDENTIFICAR SE A TAREFA FOI FEITA

Por exemplo, marque um "Ok" no que foi realizado, assim terá mais facilidade para lembrar o que aconteceu.

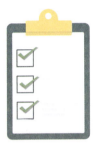

Reunião **OK**

Pagar a conta

Tirar o lixo **OK**

Semanário

Período	2a feira 14	3a feira 15	4a feira 16	5a feira 17	6a feira 18	Sábado 19	Domingo 20
Manhã	Dar comida para os cachorros Abrir janelas e cortinas	Dar comida para os cachorros Abrir janelas e cortinas	Dar comida para os cachorros Abrir janelas e cortinas	Dar comida para os cachorros Abrir janelas e cortinas	Dar comida para os cachorros Abrir janelas e cortinas	Dar comida para os cachorros Abrir janelas e cortinas	Dar comida para os cachorros Abrir janelas e cortinas
Tarde	Tirar roupa de cama Levar os cachorros para passear	Tirar lixo de casa Levar os cachorros para passear	Aniversário da Maria - mandar mensagem para ela :) Levar os cachorros para passear	Tirar lixo reciclável Levar os cachorros para passear	Tirar lixo de casa Ler trecho de um livro ou postagem	Levar os cachorros para passear	Levar os cachorros para passear
Noite	Dar comida para os cachorros Tomar remédio	Dar comida para os cachorros Tomar remédio	Dar comida para os cachorros Tomar remédio	Dar comida para os cachorros Tomar remédio	Dar comida para os cachorros Tomar remédio	Dar comida para os cachorros Tomar remédio	Dar comida para os cachorros Tomar remédio

Ao acordar, para "abrir" o dia: fazer um círculo em volta do dia da semana.
Antes de dormir, "feche" o dia marcando um X.

164 INTERVENÇÃO NEUROPSICOLÓGICA PÓS-COVID-19

Intervenção neuropsicológica pós-covid-19 | **SESSÃO 8** | **manole**

Hora	Segunda	Terça	Quarta	Quinta	Sexta	Sábado	Domingo
7-8	Café	Café Cardiologista	Café	Café	Café	Café	Café
8-9	Caminhada		Caminhada		Caminhada	Fazer compras	
9-10						Parque	
10-11							
11-12	Preparar almoço	Preparar almoço	Preparar almoço	Preparar almoço	Preparar almoço	Preparar almoço	
12-13							
13-14							
14-15				Pagar as contas			
15-16	Lanche	Lanche	Lanche	Lanche	Lanche		
16-17							
17-18							
18-19		Tirar o lixo		Tirar o lixo			
19-20	Jantar	Jantar	Jantar	Jantar	Jantar		
20-21	Assistir filme						
21-22	Tomar remédio	Tomar remédio	Tomar remédio	Tomar remédio	Tomar remédio	Tomar remédio	Tomar remédio
22-23							

SLIDE 8.14

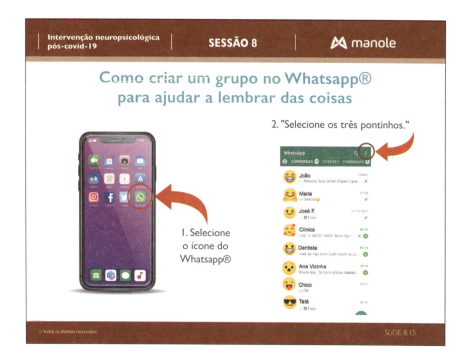

SLIDE 8.15

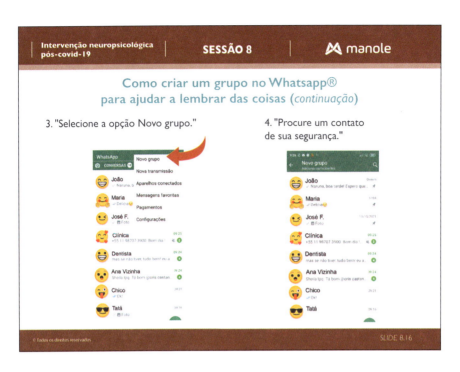

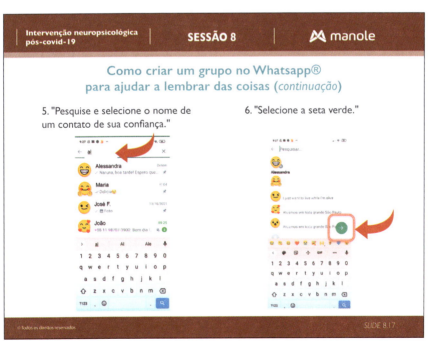

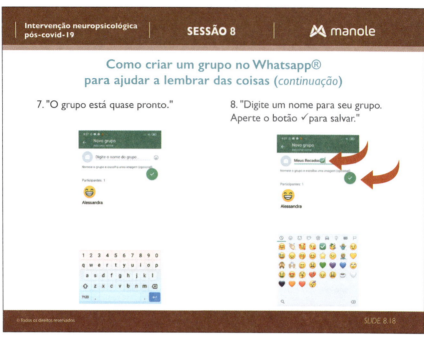

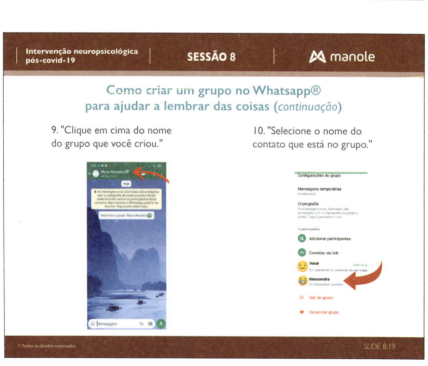

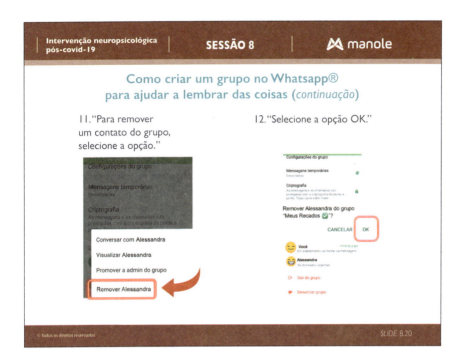

PROBLEMA 2

LEMBRAR DE ACONTECIMENTOS

- Alguns esquecimentos são corriqueiros e não causam prejuízo tão grande.
- O esquecimento pode ser trivial ou estar associado a um problema de saúde.
- Algumas pessoas dizem que suas falhas de memória parecem páginas de livro arrancadas.

| Intervenção neuropsicológica pós-covid-19 | **SESSÃO 8** | manole |

Esquecer algo pode provocar raiva e frustração.

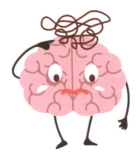

Quanto mais a pessoa tenta lembrar mais pressão o cérebro sente.

| Intervenção neuropsicológica pós-covid-19 | **SESSÃO 8** | manole |

Algumas estratégias que podem ajudar

- Decida o que é importante lembrar e simplifique a informação.
- Associe algo pessoal à informação.
- Descanse.
- Fique atento, a atenção é fundamental para recordar algo depois.

LEITURA DO TEXTO

Maria Rita / estava animada / para comemorar o aniversário da sua melhor amiga / Joana. / Ela resolveu fazer um bolo, / mas percebeu que não tinha leite. / Maria Rita pegou o carro / e foi para o supermercado /. Na rua das flores passou em um buraco / e o pneu do carro furou / ela ligou para o seguro /, que informou que demoraria 35 minutos para chegar.

Maria Rita ligou para o pai que não atendeu o telefone / ligou para a sua amiga que sempre a ajudava nestes momentos / a amiga chegou e auxiliou na troca do pneu / foram ao supermercado / compraram o leite / retornaram para casa / fizeram o bolo / Maria Rita começou a cantar os parabéns / Joana se emocionou / pois pensou que a amiga havia esquecido seu aniversário.

PROBLEMA 3

NÃO LEMBRAR O NOME DE PESSOAS E COISAS

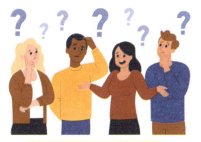

Essa é uma das queixas mais frequentes.

| Intervenção neuropsicológica pós-covid-19 | SESSÃO 8 | manole |

ALGUMAS ESTRATÉGIAS

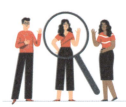

Observe as pessoas e se concentre em características físicas

Durante a conversa, diga o nome da pessoa

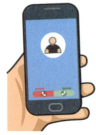

Ao gravar o contato da pessoa na sua agenda do celular, acrescente alguma informação que pode te ajudar a lembrar

SLIDE 8.26

| Intervenção neuropsicológica pós-covid-19 | SESSÃO 8 | manole |

DIFICULDADES DE MEMÓRIA NÍVEL 2 – PARTE 1			
Dificuldade: a palavra está na ponta da língua, mas não consegue lembrar o nome e dizer			
Meta: lembrar o nome da palavra no momento que for usá-la			
Hipótese	Dificuldade em acessar a informação	Vem palavras relacionadas, mas não a alvo	Reconhece uma pista visual que foi processada subconscientemente momentos antes (efeito *déjà vu*)
Estratégia compensatória interna	<ul><li>Usar sinônimo que começa com a mesma letra ou som (p. ex.).</li><li>Usar um termo comum que descreva o conceito geral da palavra.</li><li>Autoinstrução: normalizar e entender que a tensão causada pela dificuldade em achar a palavra pode aumentar ainda mais a dificuldade em acessá-la.</li><li>Ao recordar-se da palavra, usar estratégias para aumentar sua evocação em uma situação futura: diferenciar o som dessa palavra com palavras parecidas e associação mental.</li><li>Fechar os olhos e imaginar o objeto que quer recordar.</li><li>Usar marcador temporal. P. ex.: dia de feira é domingo.</li><li>Lembrar a função da palavra.</li><li>Usar autopista: pistas semânticas ou fonêmicas.</li><li>Normalizar o uso de palavras relacionadas.</li></ul>		

(continua)

SLIDE 8.27

Intervenção neuropsicológica pós-covid-19	SESSÃO 8	manole

DIFICULDADES DE MEMÓRIA NÍVEL 2 – PARTE I (*CONTINUAÇÃO*)			
Dificuldade: a palavra está na ponta da língua, mas não consegue lembrar o nome e dizer			
Meta: lembrar o nome da palavra no momento que for usá-la			
Hipótese	Dificuldade em acessar a informação	Vem palavras relacionadas, mas não a alvo	Reconhece uma pista visual que foi processada subconscientemente momentos antes (efeito *déjà vu*)
Estratégia compensatória externa	• Treino cognitivo: nomear figuras de diversas categorias e quando não conseguir achar a palavra, usar pistas e fazer o registro de qual tipo de pista ajudou mais. Por exemplo, se o uso de pista semântica foi mais útil para lembrar a palavra, encorajar o uso dessa estratégia.		
Adaptação ambiental e ajuda psicossocial	• Evitar interromper a conversa. • Pedir para a pessoa dar pistas semânticas e/ou fonêmicas ou ainda dizer o antônimo.		

Intervenção neuropsicológica pós-covid-19	SESSÃO 8	manole

DIFICULDADES DE MEMÓRIA NÍVEL 3		
Dificuldade: questiona-se e fica na dúvida se falou, viveu algo ou se pôs o objeto em algum lugar		
Meta: ter convicção nas coisas que disse, que viveu e onde colocou algum objeto		
Hipótese	Prestou pouca atenção, foi no automático.	Estava prestando atenção aos pensamentos, preocupada com alguma coisa ou mesmo divagando.
Estratégia compensatória interna	• Prática de técnicas que ajudem a minimizar a ansiedade e fortaleçam a atenção plena, por exemplo: relaxamento, meditação, *mindfulness*. • Automonitorar a quantidade de atenção prestada, ou seja, perceber se está fazendo muitas coisas no automático e se estiver, compreender que precisa descansar e fazer menos coisas. • Ser compreensivo com o momento que está passando e entender que é natural que esse sintoma esteja ocorrendo e que ele faz parte do quadro pós-covid-19. • Focar mais a atenção para coisas que estão no ambiente do que coisas que estão acontecendo "dentro da cabeça" (pensamentos, sentimentos e sensações físicas). • Confiar na sua "intuição" e no "palpite" (estratégias de automonitoramento).	
Estratégia compensatória externa	• Deixar as coisas em lugares usuais. • Manter o ambiente organizado.	
Adaptação ambiental e ajuda psicossocial	• Pedir para um amigo ou familiar ajudar a lembrar da informação.	

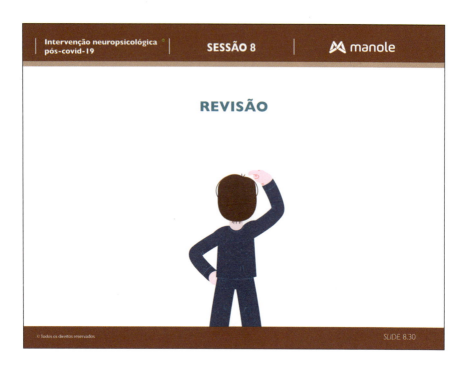

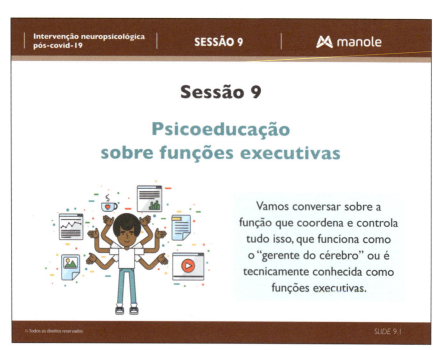

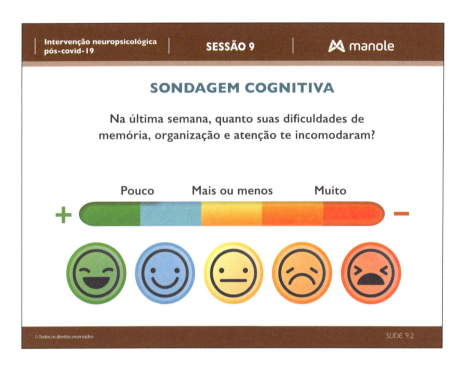

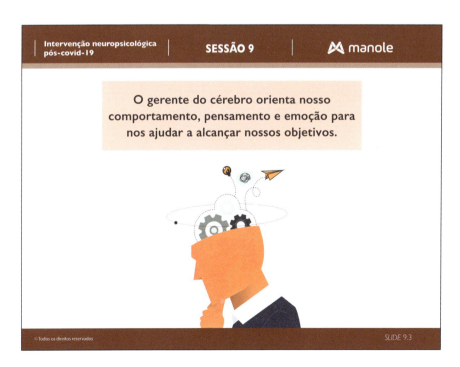

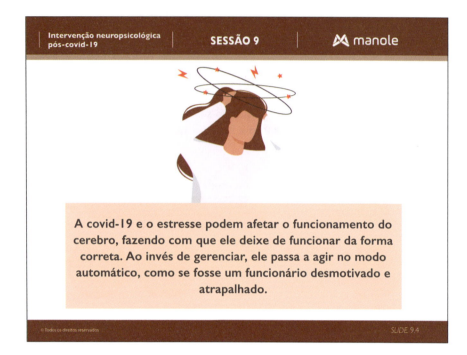

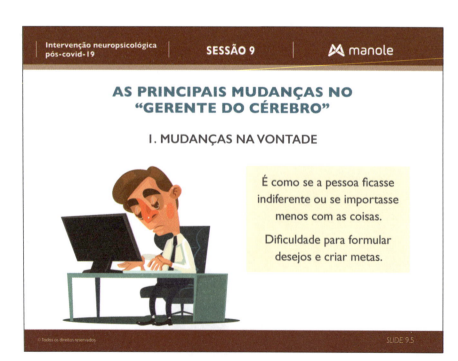

| Intervenção neuropsicológica pós-covid-19 | **SESSÃO 9** | manole |

AS PRINCIPAIS MUDANÇAS NO "GERENTE DO CÉREBRO"

2. MUDANÇAS NO PLANEJAMENTO, NA ORGANIZAÇÃO E NA TOMADA DE DECISÃO

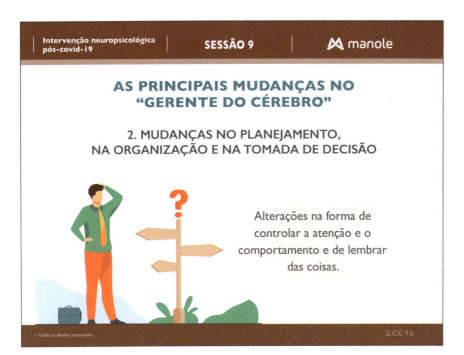

Alterações na forma de controlar a atenção e o comportamento e de lembrar das coisas.

SLIDE 9.6

| Intervenção neuropsicológica pós-covid-19 | **SESSÃO 9** | manole |

AS PRINCIPAIS MUDANÇAS NO "GERENTE DO CÉREBRO"

3. AUMENTO DA IMPULSIVIDADE

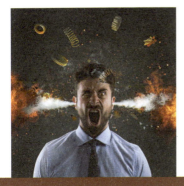

A pessoa pode ficar mais espontânea, mais intensa, com mais urgência para fazer as coisas, pensando menos nas consequências de suas ações ou resistindo menos a tentações.

SLIDE 9.7

SESSÃO 9

AS PRINCIPAIS MUDANÇAS NO "GERENTE DO CÉREBRO"

4. MUDANÇAS NA FORMA DE MONITORAR E AJUSTAR SEU DESEMPENHO

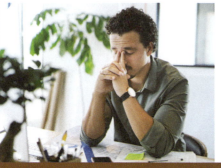

Mais dificuldade em perceber e ajustar seu comportamento durante a realização de algumas tarefas.

SLIDE 9.8

SESSÃO 9

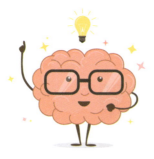

Todos esses aspectos são controlados pelas funções executivas, que coordenam e ajustam nossos comportamentos e emoções para conquistar o que desejamos.

SLIDE 9.9

| Intervenção neuropsicológica pós-covid-19 | SESSÃO 9 | manole |

DIFICULDADES DE FUNÇÕES EXECUTIVAS NÍVEL 1 – PARTE 1

Dificuldade: pensar em algo para fazer ou pensar em estratégias para resolver problemas (sensação de que a "cabeça está em branco")

Meta: identificar atividades para fazer e pensar em soluções de problemas

Hipótese	Sente-se desmotivado e apático.	Não identifica alternativas para resolver problemas.	Fica muito ansioso e não consegue pensar sobre o assunto.
Estratégia compensatória interna	• Identificar o que há de mais importante para ser feito e compreender o motivo pelo qual valeria a pena enfrentar a desmotivação. Usar autoinstrução para completar a seguinte frase: "Se eu estivesse animado, eu faria [completar]... porque isso é importante para mim por representar [completar]. Então, vale a pena lutar contra o desânimo porque [completar com o motivo pelo qual vale a pena agir]." • Reduzir expectativas, autoexigências e comparações, completando a seguinte frase: "Que tipo de expectativa e exigências seriam justas de se fazer a alguém que eu amo muito e está passando pelo mesmo momento que eu estou?"	• Usar autoinstrução para completar as frases. • Explicar ao paciente que ao deslocar o pensamento para o outro a gente diminui a sobrecarga emocional e clarifica a solução: – "Se um amigo meu estivesse passando por esse problema, eu sugeriria a ele que [fizesse/tentasse/ pensasse] em…" – "Se fosse em outro momento da minha vida, eu resolveria isso tentando.." • Normalizar a ideia de tentativa e erro para encontro de soluções.	• Prática de técnicas que ajudem a minimizar a ansiedade e fortaleçam a atenção plena, por exemplo: relaxamento, meditação, *mindfulness*.

© Todos os direitos reservados

SLIDE 9.10

| Intervenção neuropsicológica pós-covid-19 | SESSÃO 9 | manole |

DIFICULDADES DE FUNÇÕES EXECUTIVAS NÍVEL 1 – PARTE 2

Dificuldade: pensar em algo para fazer ou pensar em estratégias para resolver problemas (sensação de que a "cabeça está em branco")

Meta: identificar atividades para fazer e pensar em soluções de problemas

Hipótese	Sente-se desmotivado e apático	Não identifica alternativas para resolver problemas	Fica muito ansioso e não consegue pensar sobre o assunto
Estratégia compensatória externa	• Criar uma lista de tarefas com coisas a fazer ou ainda uma lista de valores pessoais que impulsionam a realização de tarefas. Deixar a lista em lugares visíveis e/ou programar alarmes para lembrar de consultar a lista.	• Ensinar o paciente a digitar o problema no Google® e identificar possíveis alternativas.	• Usar um bloco de anotações para anotar pensamentos e soluções hipotéticas. Enviar áudios para si mesmo com seus pensamentos.
Adaptação ambiental e ajuda psicossocial	• Contar para alguém sobre sua dificuldade de iniciar tarefa, explicando que a dificuldade decorre de uma alteração relacionada a covid-19 e que não é sinônimo de preguiça ou depressão. • Explicar que a dificuldade é para iniciar a tarefa e que ela é suprimida quando algo ou alguém ajuda a iniciar a atividade. Pedir ajuda para alguém incentivá-lo a realizar as tarefas.	• Compartilhar o problema com alguma pessoa de confiança e pedir um palpite ou ajuda sobre possibilidades de resolução do problema.	

© Todos os direitos reservados

SLIDE 9.11

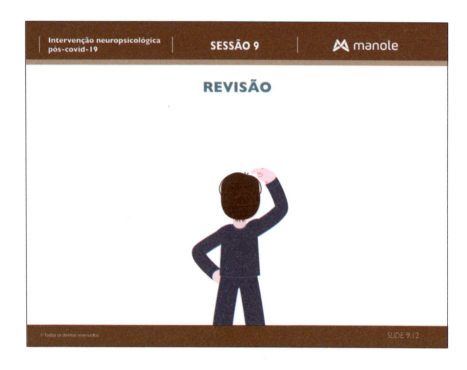

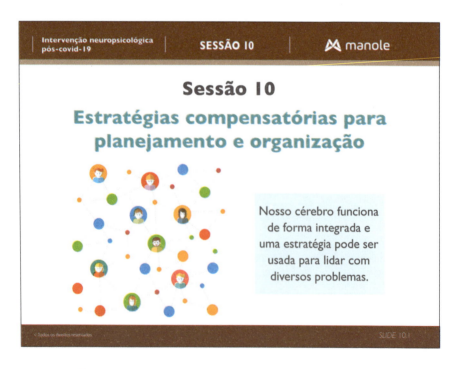

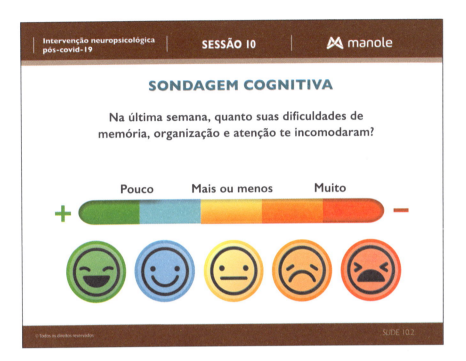

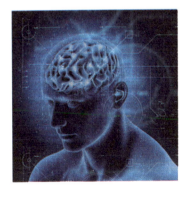

MODO AUTOMÁTICO

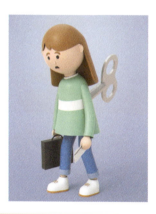

Esse modo de funcionar está totalmente relacionado com a necessidade de se ter um ambiente organizado, pois quando as coisas estão organizadas, não precisaremos gastar energia e tempo para realizar as atividades.

ESTRATÉGIAS QUE PODEM AJUDAR NA ORGANIZAÇÃO

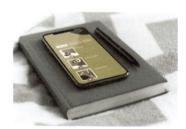

Central de informação

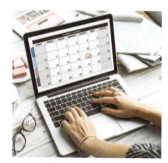

Crie uma rotina

ESTRATÉGIAS QUE PODEM AJUDAR NA ORGANIZAÇÃO

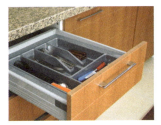

Identifique um alvo para melhorar a organização, por exemplo: uma gaveta por vez

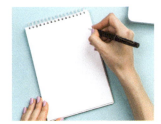

Faça anotações

TOMADA DE DECISÃO

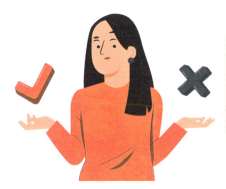

Cada pessoa segue um padrão para tomar decisões. Algumas são mais racionais e outras mais emocionais.

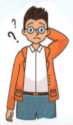

Algumas pessoas têm se queixado que após a covid-19 passaram a apresentar dificuldades para tomar decisões. Elas descrevem uma sensação de névoa mental, em que a ideia não surge. É como se a cabeça ficasse com uma "tela em branco", vazia. Outras ainda relatam que a maneira de tomar decisão mudou: ficaram mais impulsivas ou menos racionais.

ESTRATÉGIAS QUE PODEM AJUDAR A RESOLVER PROBLEMAS

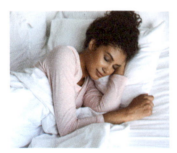

Descanse

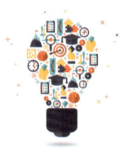

Separe o problema em pequenas partes

ESTRATÉGIAS QUE PODEM AJUDAR A RESOLVER PROBLEMAS

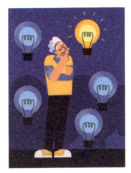

Relembre estratégias prévias que funcionaram

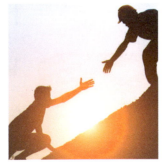

Peça ajuda

DESORIENTAÇÃO TOPOGRÁFICA

Dificuldades de se localizar e reconhecer lugares conhecidos, não lembrar mais o caminho, descer em ponto de ônibus errado, perder-se e ficar em dúvida em relação ao sentido que deve ir.

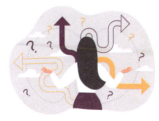

SESSÃO 10

ESTRATÉGIAS DE ORIENTAÇÃO TOPOGRÁFICA

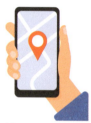

Use aplicativos para te auxiliar

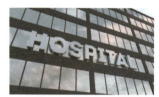

Encontre pontos de referências como hospitais, escolas e *shoppings*

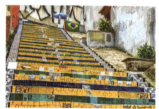

Descreva lugares conhecidos

SLIDE 10.12

ESTRATÉGIAS DE ORIENTAÇÃO TOPOGRÁFICA

Estabeleça conexões entre os lugares

Confira a rota antes de sair de casa

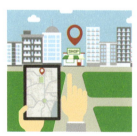

Use de atenção plena durante o trajeto, evite distratores como ouvir música ou ir conversando com alguém

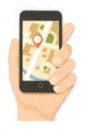

Use aplicativos para te auxiliar, como Google Maps® e Waze®

SLIDE 10.13

SESSÃO 10

DIFICULDADES DE FUNÇÕES EXECUTIVAS NÍVEL 2 – PARTE 1

Dificuldade: faz as tarefas com interrupções e ao final do dia, fez pouco do que havia planejado
Meta: realizar tarefas sem interrupção e fazer o planejado

Hipótese	Distrai-se	Dificuldade de planejamento	Memória operacional e alentecimento na velocidade de processamento	Está muito cansado	Pouca motivação
Estratégia compensatória interna	• Normalizar sobre a ocorrência da distração. • Identificar gatilhos ambientais e internos relacionados à distração. • Psicoeducar sobre os impactos da distração (demanda mais tempo para que a atividade fique pronta, desencadeia frustração, sobrecarrega memória operacional). • Metacognição: incentivar o uso de frases baseadas nesse modelo: "Já que eu sei que tenho me distraído facilmente e feito pouco do planejado, então eu vou…" [completar com a estratégia elaborada junto ao paciente].	• Ensinar a estratégia "PPA" (Prever-Planejar-Agir), ou seja, incentivar a pessoa a pensar e planejar antes de agir e começar realizar a tarefa. • Autoinstrução: auxiliar a pessoa identificar se o planejamento tem sido realista e congruente com as variáveis atuais. Atividade principal e atividade bônus – Tudo ou nada.	• Psicoeducar sobre memória operacional, ou seja, de que tem um limite para manter informações *online* e que a sobrecarga desse sistema causa cansaço e esquecimentos.	• Autoinstrução e automonitoramento: Ensinar a pessoa a identificar o nível de cansaço, usando para tanto uma pergunta chave: "Se eu pudesse escolher agora, eu iria preferir [completar a frase com a atividade que é muito prazerosa para a pessoa e que ela faz sempre que tem possibilidade, p. ex., dançar, ir ao *shopping*, encontrar os amigos] ou optaria por descansar?" • Utilizar autocompaixão e evitar comparação com a disposição que tinha antes de adoecer.	• Ajudar a compreender o motivo da desmotivação (aceitação) • Identificar o que há de mais importante para ser feito e compreender o motivo pelo qual valeria a pena enfrentar a desmotivação. • Usar de autoinstrução para completar as seguintes frases: "Se eu estivesse animado, eu faria [completar] porque isso é importante para mim por representar [completar]. Então, vale a pena lutar contra o desânimo porque [completar com o motivo pelo qual vale a pena agir]." "Mesmo que eu faça menos do que poderia fazer, o importante é ter feito um pouquinho."

SLIDE 10.14

SESSÃO 10

DIFICULDADES DE FUNÇÕES EXECUTIVAS NÍVEL 2 – PARTE 2

Dificuldade: faz as tarefas com interrupções e ao final do dia, fez pouco do que havia planejado
Meta: realizar tarefas sem interrupção e fazer o planejado

Hipótese	Distrai-se	Dificuldade de planejamento	Memória operacional e alentecimento na velocidade de processamento	Está muito cansado	Pouca motivação
Estratégia compensatória externa	• Elaborar uma lista de afazeres e tarefas e em seguida, agrupar as atividades em função de prioridade e dificuldade. • Estabelecer um planejamento do dia realista, considerando a disposição interna, complexidade e urgência da tarefa. • Ao planejar, dividir uma tarefa em subtarefas. • Retirar estímulos distratores do ambiente.	• Usar PPA (Prever-Planejar-Agir) (Anexo 9).	• Uso de planilhas, *checklist*, agenda ou mesmo folhinha de papel contendo as atividades a fazer. • Verificar a planilha constantemente e fazer *checklist* • Programar o alarme do celular para verificar.		• Organizar as tarefas mesclando níveis de motivação e fixá-las em um papel contendo o planejamento do dia. • Estabelecer um curto período de tempo para trabalhar em uma única tarefa (seguindo os princípios da técnica Pomodoro).

SLIDE 10.15

| Intervenção neuropsicológica pós-covid-19 | SESSÃO 10 | manole |

DIFICULDADES DE FUNÇÕES EXECUTIVAS NÍVEL 2 – PARTE 3

Dificuldade: faz as tarefas com interrupções e ao final do dia, fez pouco do que havia planejado

Meta: realizar tarefas sem interrupção e fazer o planejado

Hipótese	Distrai-se	Dificuldade de planejamento	Memória operacional e alentecimento na velocidade de processamento	Está muito cansado	Pouca motivação
Adaptação ambiental e ajuda psicossocial	• Retirar distratores do ambiente. • Pedir ajuda para um amigo ou parente, usando algo como: "já que eu tenho me distraído frequentemente, poderia pedir sua ajuda? Se, por acaso você me observar desviando do foco, poderia gentilmente me ajudar a voltar?"	• Pedir ajuda para um amigo ou parente, usando algo como: "Eu tenho tido muita dificuldade para fazer o que eu planejei e isso tem me atrapalhado. • P. ex.: "Você poderia me ajudar? Eu te conto qual é a tarefa que pretendo fazer no dia e se você perceber que eu me distraio ou perdi o foco, você me lembra qual era a meta?"	• Deixar *checklist*, agenda ou a folhinha de anotação em um local de fácil acesso. • Pedir para alguém lembrá-lo de verificar a anotação.		• Pedir ajuda para um amigo ou parente, usando algo como: "Eu estou precisando de "um empurrãozinho/ uma ajuda/uma força moral/ um incentivo" para [completar com a atividade alvo]. Me ajuda?".

© Todos os direitos reservados

SLIDE 10.16

| Intervenção neuropsicológica pós-covid-19 | SESSÃO 10 | manole |

REVISÃO

© Todos os direitos reservados

SLIDE 10.17

Slide 1

Intervenção neuropsicológica pós-covid-19 | **SESSÃO II** | **manole**

Sessão 11

Recapitulação e avaliação do programa

Esta sessão tem por objetivo recapitular e avaliar o programa. Para tanto, sugerimos que a avaliação seja feita a partir da utilização dos tópicos da Escala de Satisfação com Intervenção Neuropsicológica pós-covid-19 (Anexo 15).

© Todos os direitos reservados — SLIDE 111

Slide 2

Intervenção neuropsicológica pós-covid-19 | **SESSÃO II** | **manole**

DIFICULDADES DE FUNÇÕES EXECUTIVAS NÍVEL 3 – PARTE 1					
Dificuldade: fala ou faz a primeira coisa que vem a cabeça, desconsiderando as consequências de seus atos					
Meta: ponderar as consequências do que deseja falar ou fazer antes mesmo de agir					
Hipótese	Os pensamentos se atropelam ou tem dificuldade em manter a linha de raciocínio.	Enquanto está pensando em uma coisa, outras ideias vêm à cabeça.	Fica muito ansioso e não consegue pensar sobre o assunto.	Não tem autocontrole.	Não percebe as consequências dos seus atos.
Estratégia compensatória interna	• Utilizar a estratégia "PPP" (pare-pense-planeje), ou seja, incentivar a pessoa a pensar e planejar antes de agir e começar realizar a tarefa. • Utilizar a estratégia "começo-meio-fim" para organizar o pensamento antes de falar ou tomar uma decisão.	• Desencorajar o uso de reverberação. • Retomar conceito de cabeça pensa e papel executa.	• Prática de técnicas que ajudem a minimizar a ansiedade e fortaleçam a atenção plena, por exemplo: relaxamento, meditação, *mindfulness*.	• Utilizar a estratégia "PPP" (pare-pense-planeje), ou seja, incentivar a pessoa a pensar e planejar antes de agir e começar realizar a tarefa. • Identificar gatilhos.	• Aumentar a consciência dos seus atos, prestando atenção no que aconteceu antes, sua resposta/comportamento e a consequência para si e para o outro.

© Todos os direitos reservados — SLIDE 112

SESSÃO II — Intervenção neuropsicológica pós-covid-19

DIFICULDADES DE FUNÇÕES EXECUTIVAS NÍVEL 3 – PARTE 2

Dificuldade: fala ou faz a primeira coisa que vem a cabeça, desconsiderando as consequências de seus atos
Meta: ponderar as consequências do que deseja falar ou fazer antes mesmo de agir

Hipótese	Os pensamentos se atropelam ou tem dificuldade em manter a linha de raciocínio.	Enquanto está pensando em uma coisa, outras ideias vêm à cabeça.	Fica muito ansioso e não consegue pensar sobre o assunto.	Não tem autocontrole.	Não percebe as consequências dos seus atos.
Estratégia compensatória externa		• Anotar em um pedaço de papel ou no bloco de notas do celular o assunto que surgiu para depois retomá-lo. • Após realizar a anotação.	• Usar um bloco de anotações para anotar pensamentos e soluções hipotéticas. • Enviar áudios para si mesmo com seus pensamentos.	• Deixar anotações com limites estabelecidos. • Sair do ambiente.	
Adaptação ambiental e ajuda psicossocial	• Pedir para a pessoa com quem está conversando avisá-lo caso ele perca o fio da meada ou desvie o assunto.	• Compartilhar o problema com alguma pessoa de confiança e pedir um palpite ou ajuda sobre possibilidades de resolução do problema.	• Pedir para alguém lembrá-lo.	• Afastar-se dos gatilhos. • Combinar código.	• Pedir *feedback*.

SLIDE 113

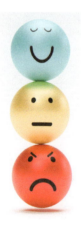

EXPERIÊNCIA NO PROGRAMA

Conte sobre sua experiência, atribuindo uma nota, de 1 (discordo totalmente) a 7 (concordo totalmente) para cada um dos pontos a seguir:

- Graus de satisfação com o programa.
- Angústia durante as sessões do programa.
- Percepção de que o profissional estava genuinamente interessado nele.
- Vontade de dar continuidade ao programa.
- Utilidade das estratégias propostas.
- Utilização das estratégias propostas.

SLIDE 114

Intervenção neuropsicológica pós-covid-19 | **ANEXOS** | **manole**

Check-list de atividades

ATIVIDADES DE HOJE, DIA ___/___/_____

1.

2.

3.

4.

© Todos os direitos reservados — A1

Intervenção neuropsicológica pós-covid-19 | **ANEXOS** | **manole**

Checklist de atividades organizadas por prioridade

ATIVIDADES DE HOJE, DIA ___/___/_____

PRINCIPAL ATIVIDADE DO DIA, O QUE PRECISA SER FEITO HOJE!

ATIVIDADE BÔNUS, AQUELA QUE VAI ME TRAZER FELICIDADE POR TER FEITO

SE DER TEMPO ......

© Todos os direitos reservados — A2

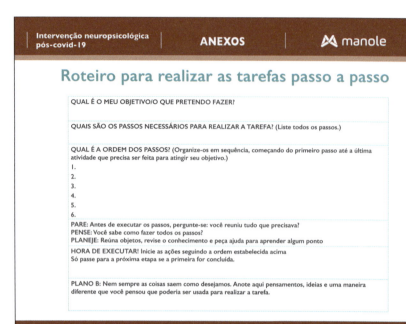

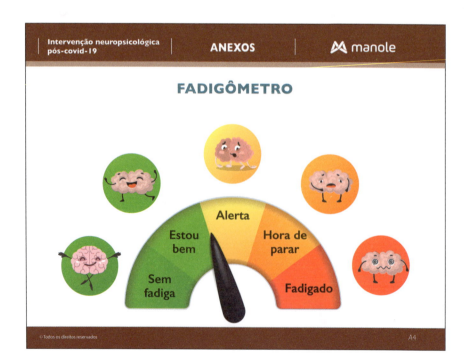

Como realizar uma consulta ou busca no Google®

1. "Selecione o ícone do aplicativo Google®."

2. "Digite o que você deseja pesquisar."

3. "Após escrever, clique no ícone de lupa."

4. "Abrirá uma página com várias opções com o tema que você digitou, é só clicar em cima do título em azul."

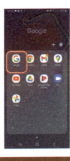 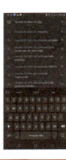 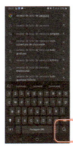 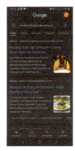

Como criar um grupo no Whatsapp® para ajudar a lembrar das coisas

1. "Selecione o ícone do Whatsapp®."

2. "Selecione os três pontinhos."

3. "Selecione a opção Novo grupo."

4. "Procure um contato de sua segurança."

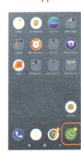 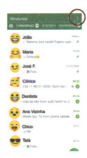 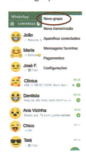 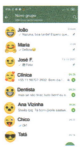

192 INTERVENÇÃO NEUROPSICOLÓGICA PÓS-COVID-19

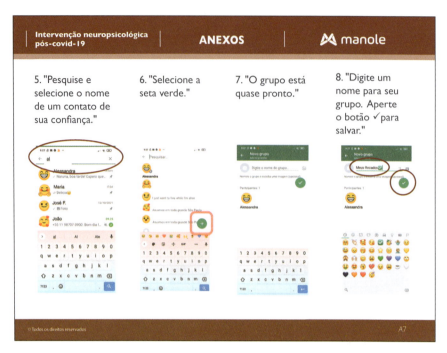

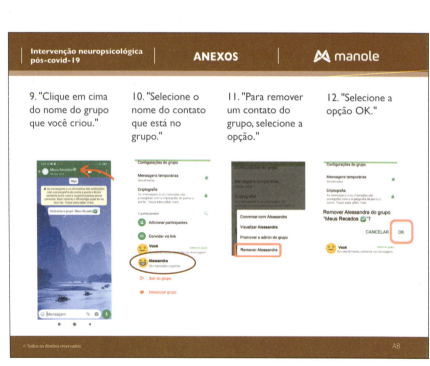

Intervenção neuropsicológica pós-covid-19 | **ANEXOS** | **manole**

Prever, planejar e agir

1. PARAR: Qual é seu objetivo mesmo?

2. PREVER: Como você acha que vai se sair na tarefa? (Tempo estimado, dificuldades.)

3. PLANEJAR: Como você planeja realizar a tarefa? Organize os passos na sequência

4. AGIR: Hora de pôr o plano em prática!

5. OBSERVAR: Descreva o que aconteceu de bom, de ruim e o que foi desafiador. Evite julgar e se criticar, apenas observe como aconteceu.

6. AVALIAR: O que você achou do seu modo de realizar a tarefa e do resultado final?

7. APRENDER: O que você aprendeu sobre si, sobre suas habilidades e estratégias?

© Todos os direitos reservados — A9

Intervenção neuropsicológica pós-covid-19 | **ANEXOS** | **manole**

Semanário

			Semanário				
Período	Segunda-feira	Terça-feira	Quarta-feira	Quinta-feira	Sexta-feira	Sábado	Domingo
Manhã							
Tarde							
Noite							

Ao acordar, para "abrir" o dia: fazer um círculo em volta do dia da semana.
Antes de dormir, "feche" o dia marcando um X.

© Todos os direitos reservados — A10

| Intervenção neuropsicológica pós-covid-19 | ANEXOS | manole |

Agenda semanal

Hora	Segunda-feira	Terça-feira	Quarta-feira	Quinta-feira	Sexta-feira	Sábado	Domingo
7-8							
8-9							
9-10							
10-11							
11-12							
12-13							
13-14							
14-15							
15-16							
16-17							
17-18							
18-19							
19-20							
20-21							
21-22							
22-23							

© Todos os direitos reservados

| Intervenção neuropsicológica pós-covid-19 | ANEXOS | manole |

Texto com instruções para mudança de compromisso

Maria Rita / estava animada / para comemorar o aniversário da sua melhor amiga / Joana. / Ela resolveu fazer um bolo, / mas percebeu que não tinha leite. / Maria Rita pegou o carro / e foi para o supermercado /. Na rua das flores passou em um buraco / e o pneu do carro furou / ela ligou para o seguro /, que informou que demoraria 35 minutos para chegar.

Maria Rita ligou para o pai que não atendeu o telefone / ligou para a sua amiga que sempre a ajudava nestes momentos / a amiga chegou e auxiliou na troca do pneu / foram ao supermercado / compraram o leite / retornaram para casa / fizeram o bolo / Maria Rita começou a cantar os parabéns / Joana se emocionou / pois pensou que a amiga havia esquecido seu aniversário.

© Todos os direitos reservados

Na última semana, quanto suas dificuldades de memória, organização e atenção te incomodaram?

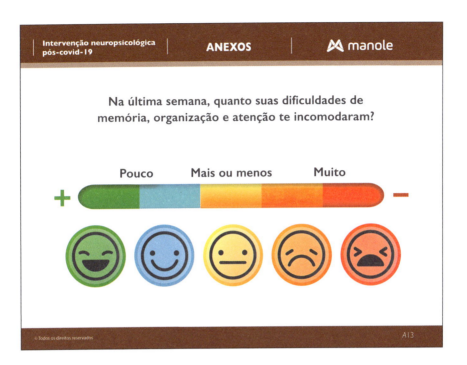

Qualidade de vida pós-covid-19 (COV 19-Qol)

Por favor, escolha o número que melhor representa o grau de sua concordância de acordo com as declarações abaixo. Por favor, tenha em mente que suas estimativas refletem seus sentimentos e pensamentos durante os últimos sete dias.

Devido a covid-19:					
	Discordo totalmente	Discordo	Nem concordo nem discordo	Concordo	Concordo totalmente
Eu acho que minha qualidade de vida está pior do que antes	1	2	3	4	5
Eu acho que minha saúde mental piorou	1	2	3	4	5
Eu acho que minha saúde física pode piorar	1	2	3	4	5
Eu me sinto mais tenso do que antes	1	2	3	4	5
Eu me sinto mais deprimido do que antes	1	2	3	4	5
Eu sinto que minha segurança pessoal está em risco	1	2	3	4	5

Série Psicologia e Neurociências

INTERVENÇÃO DE CRIANÇAS E ADOLESCENTES

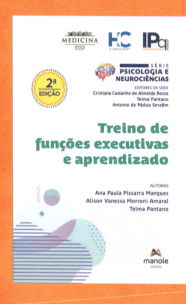
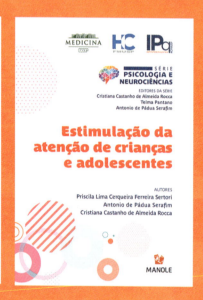
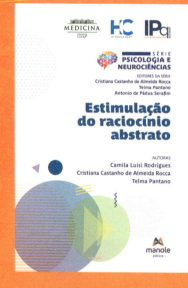
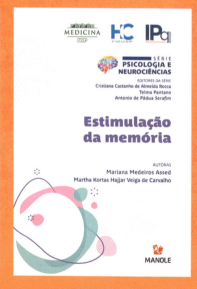

manole.com.br

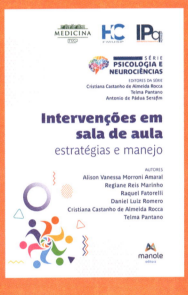
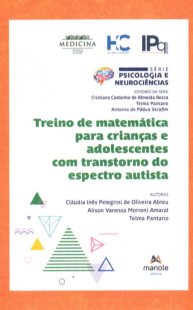
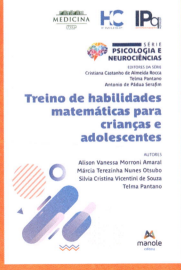
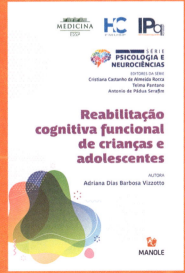

Série Psicologia e Neurociências

INTERVENÇÃO DE ADULTOS E IDOSOS

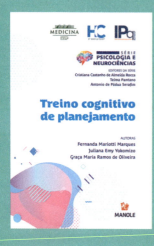
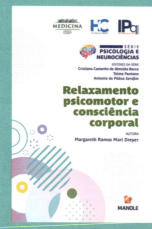
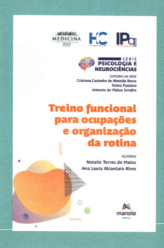
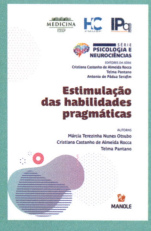
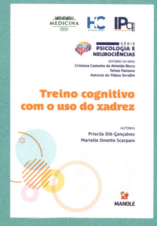
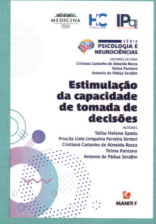

manole.com.br

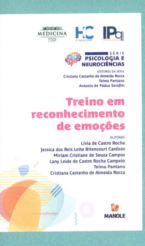
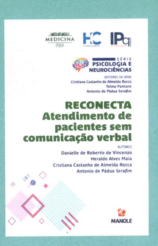
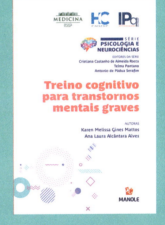
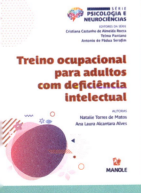
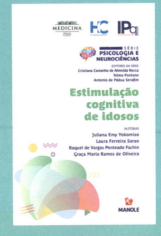

manole.com.br